RECUEIL DE QUESTIONS

POSÉES AUX

EXAMENS DE MÉDECINE

—

TROISIÈME DE DOCTORAT ET DE FIN D'ANNÉE

PHYSIQUE, CHIMIE ET HISTOIRE NATURELLE

3ᵉ ET DERNIÈRE SÉRIE

—

PHYSIQUE MÉDICALE

—

PARIS

DELAHAYE, LIBRAIRE ÉDITEUR

23, RUE DE L'ÉCOLE-DE-MÉDECINE

RECUEIL DE QUESTIONS

POSÉES AUX

EXAMENS DE MÉDECINE

Imprimerie L. TOINON et Cie, à Saint-Germain.

RECUEIL DE QUESTIONS

POSÉES AUX

EXAMENS DE MÉDECINE

—

TROISIÈME DE DOCTORAT ET DE FIN D'ANNÉE

PHYSIQUE, CHIMIE ET HISTOIRE NATURELLE

3ᵉ ET DERNIÈRE SÉRIE

PHYSIQUE MÉDICALE

PARIS

DELAHAYE, LIBRAIRE ÉDITEUR

23, RUE DE L'ÉCOLE-DE-MÉDECINE

RECUEIL DE QUESTIONS

POSÉES AUX

EXAMENS DE MÉDECINE

PHYSIQUE

1. D. Qu'est-ce que la physique ?

   R. C'est l'étude des phénomènes que présentent les corps en tant que ces phénomènes ne s'accompagnent pas de changement de composition des corps.

2. D. Qu'est-ce qu'un phénomène ?

   R. Tout changement survenu dans un corps ; ainsi le changement de volume ou *dilatation* est un phénomène ; l'attraction d'une barbe de plume par un morceau de verre frotté est un phénomène électrique, etc.

3. **D.** Qu'est-ce qu'une loi ?

R. C'est la relation, le rapport constant entre le phénomène et sa cause ou sa condition de production ; ainsi telle est la loi de Mariotte qui dit : Le volume d'un gaz est inverse des pressions qu'il supporte.

4. **D.** Qu'est-ce qu'une théorie ?

R. Le rapport de tout un ordre de phénomènes à une même circonstance ou cause : ainsi la théorie qui admet deux fluides électriques et la théorie de Franklin qui ne voyait dans l'électricité qu'un seul fluide : la théorie des ondulations et celle des vibrations sur la lumière et le calorique.

5. **D.** Connaît-on la cause des phénomènes physiques ?

R. Non, elle nous échappe : on appelle agent tout ce qui produit des phénomènes. Les uns admettent que ces agents n'existent pas séparés de la matière et qu'ils n'en sont que la propriété : ainsi la pesanteur n'existerait pas sans corps matériel ; d'autres enseignent que les agents ou forces sont indépendants des corps.

6. **D.** Y a-t-il autant d'agents que d'ordres de phénomènes ou n'y a-t-il qu'un seul agent ?

R. Les uns veulent qu'il y ait autant d'agents qu'il y a d'ordres de phénomènes différents ; ainsi pour eux la chaleur, la lumière, la pesanteur, l'électricité seraient des agents différents. — D'autres, au contraire, enseignent qu'il n'y a qu'un seul agent qui cause tous les phénomènes et ils nomment cet agent, principe de mouvement, de chaleur d'électricité... l'*éther*, cause et force de tout. Ce sont les modifications de la matière par l'éther qui déterminent tous les phénomènes.

7. **D.** Comment prouve-t-on qu'il n'y a qu'un seul agent, l'*éther* ?

R. C'est parce que l'on peut transformer un ordre de phénomènes en un autre ordre. Ainsi la chaleur en mouvement, le mouvement en chaleur et en lumière. S'il n'existait pas un seul agent, comment des phénomènes de mouvement produiraient-ils de la chaleur et cela par quantité équivalente sans qu'il y ait rien de perdu ni d'ajouté.

8. D. Donnez un exemple de chaleur changée en mouvement et réciproquement de mouvement changé en chaleur?

R. L'on échauffe de la vapeur. Les molécules s'écartent à mesure qu'elles s'échauffent et communiquent le mouvement à 10 wagons ; mais, d'un autre côté, la vapeur a 10 fois moins de chaleur, c'est donc que cette chaleur s'est changée en mouvement; réciproquement, le mouvement, en faisant frotter les roues contre les rails, les essieux contre les moyeux des roues a régénéré inversement la même quantité de chaleur. L'on peut donc dire d'une manière absolue, que la lumière, l'électricité, le mouvement, la chaleur sont produits par l'éther.

9. D. Quelle est la propriété générale des corps matériels.

R. 1º L'étendue ; 2º l'impénétrabilité ; 3º la porosité ; 4º l'indivisibilité ; 5º l'inertie ; 6º la mobilité.

10. D. Qu'est-ce que l'étendue ?

R. C'est la propriété qu'ont les corps d'occuper un point de l'espace ; le volume est la quantité d'espace occupée par le corps.

11. D. Qu'est-ce que la divisibilité ?

R. C'est la propriété qu'ont les corps d'être séparés en parties distinctes mais non d'une manière indéfinie, car la divisibilité est limitée. Ce qu'on démontre d'après la stabilité des propriétés chimiques particulières à chaque corps et d'après l'invariabilité des rapports qui existent entre les poids des éléments qui se combinent.

12. D. Application de la divisibilité de la matière à la médecine.

R. Il y a 7 procédés différents : 1º la contusion ; 2º la trituration ; 3º la porphyri-

sation ; 4º la pulvérisation par frottement, ainsi l'on pulvérise des pains
de magnésie sur un tamis de crin
rude ; 5º la lime, la râpe, la mouture ;
6º pulvérisation par *interposition* d'un
autre corps, ainsi l'on pulvérise des
amandes douces en y ajoutant du
sucre, ou bien on interpose un corps liquide, par exemple l'eau quand on veut
pulvériser le phosphore, ou bien on interpose la vapeur ou l'air ; 7º la léviga-
tion ou dilution consiste à délayer dans
l'eau des poudres d'inégale densité dont
les plus légères surnagent, c'est ainsi
que l'on pressure l'argile qui sert à faire
de la porcelaine.

13. D. Qu'est-ce que la porosité ?

R. C'est la propriété qu'a la matière de ne
pas être continue mais d'avoir des inter-
valles entre ses molécules. L'on prouve
la porosité ; ainsi un gaz se comprime,
donc il est poreux. Les liquides sont poreux, car si l'on mélange partie égale
d'eau et d'alcool ou d'acide sulfurique,

le mélange occupe moins de place que la somme des liquides.

14. D. Application de la porosité à la médecine.

R. La filtration qui sert à séparer des liquides des poudres qui y sont en suspension doit sa propriété à la porosité. L'on fait : 1º des filtres en papier non collé ; 2º des filtres en laine ; 3º des filtres de coton pour les huiles essentielles ; 4º des filtres de sable ; 5º des filtres de verre pilé pour l'acide sulfurique ou nitrique ; 6º des filtres en charbon de bois ou d'os pour désinfecter et décolorer.

15. D. Quelles sont les propriétés des corps qui résultent de la porosité ?

R. 1º La compressibilité ; 2º la dilatabilité ; 3º l'élasticité ou vibration.

16. D. Combien y a-t-il d'espèces d'élasticité ?

R. 1º L'élasticité de pression qui consiste en ce qu'un corps comprimé reprend son volume dès qu'on a cessé de le presser ; 2º l'élasticité de flexion qui fait qu'un corps se redresse après avoir été écarté de sa position d'équilibre, c'est la vibration; 3o l'élasticité de torsion; 4o l'élasticité de traction.

17. D. Quelle différence y a-t-il entre une oscillation et une vibration ?

R. C'est que l'oscillation se compose d'aller ou de retour, tandis que la vibration se compose de l'aller et du retour à la fois, elle comprend donc 2 oscillations..

18. D. Qu'est-ce que le son ?

R. C'est la sensation produite sur l'organe de l'ouïe par la transmission jusqu'à cet organe des vibrations des corps élastiques; c'est donc une perception de vibrations.

19. D. Comment se fait la propagation des sons ?

R. Elle se fait à travers des milieux matériels et non à travers le vide.

20. D. Quelle est la vitesse de propagation du son?

R. 340 mètres par seconde dans l'air; elle se fait 4 fois ½ plus vite dans l'eau et 10 fois plus vite dans les solides, le fer par exemple.

21. D. Le son se transmet-il plus vite dans un air plus dense ?

R. Non, il se transmet d'autant plus vite que l'air est moins dense ; il se transmet donc plus vite en été qu'en hiver.

22. D. Quelle expérience fait-on pour prouver la vitesse du son ?

R. 2 observateurs se mettent à 340 mètres de distance, l'un tire un coup de feu, l'autre regarde la lumière et ne perçoit montre en main le son qu'une seconde après avoir vu la lumière ; le son a donc mis une seconde pour parcourir 340 mètres.

23. D. A combien de mètres sommes-nous séparés du tonnerre ?

R. D'autant de fois 340 mètres qu'il y a de secondes entre l'éclair et le bruit du tonnerre.

24. D. Qu'est-ce que l'écho ?

R. C'est la répétition du son qui résulte de la réflexion vers l'oreille de l'observateur des ondes sonores ou vibrations de

l'air par des montagnes, des murs in-
capables d'être ébranlés.

25. D. Comment se transmet le son dans l'o-
reille ?

R. Le son parcourt l'oreille externe, met en
vibration le tympan qui lui-même met
en vibration les osselets et l'air chaud
de la chambre moyenne ; la vibration
parcourt ensuite, par la fenêtre ovale et
fenêtre ronde, le limaçon, le vestibule
et les canaux demi-circulaires où elle fait
vibrer le liquide de Cotugno, la lymphe,
les périnymphes, les otolithes qui communiquent la vibration au nerf acous-
tique.

26. D. Quelles sont les causes de surdité?

R. Il y a des causes dynamiques ou ner-
veuses, névroses, qui produisent la perte
ou l'émoussement de la sensibilité ; les
altérations physiques, telles que rétrécissement du conduit auditif externe suite
d'eczema, ou bien l'accumulation de cé-
rumen, des polypes. — Surdité par ca-
tarrhe de la caisse du tympan ; sur-

dité par rétrécissement de la trompe d'Eustache ; surdité par rétrécissement des fosses nasales, par hypertrophie des amygdales.

27. D. Quelles sont les qualités du son ?

R. Le son a 3 qualités : 1o le timbre ; 2o l'intensité ou force ; 3o la hauteur ou degré d'acuité ou gravité.

28. D. D'où dépend le timbre ?

R. Il dépend de la nature du corps vibrant, ainsi le timbre du cor est différent de celui du bois.

29. D. D'où dépend la force ou l'intensité du son ?

R. Il dépend de l'aptitude ou étendue des vibrations ; la force du son croît proportionnellement au carré des amplitudes des vibrations ; une amplitude double donne un son 4 fois plus intense. Pour augmenter l'amplitude, il faut employer plus de force. Ainsi le battant d'une cloche est mû par un bras vigoureux, l'intensité du son sera plus grande, on pourra entendre le son à 4 kilomètres ; si c'est par un bras faible on ne pourra l'entendre qu'à 1 kilomètre.

30. D. Qu'est-ce que la hauteur d'un son ?

R. C'est un son très-élevé, très-aigu ; il est au contraire un son grave quand il n'est ni élevé, ni haut, ni aigu.

31. D. Quelle est la loi générale de la hauteur du ton ou du son ?

R. Cette loi est celle-ci : la hauteur d'un son croît proportionnellement au nombre des vibrations. Le ton produit par un nombre 2 fois plus nombreux de vibrations est 2 fois plus élevé, plus aigu, cela se prouve par la roue dentée de Savard.

32. D. Qu'est-ce que la roue de Savard ?

R. C'est une roue dentée qui, quand on la tourne met en vibration une carte ; cette roue est surmontée d'un enregistreur qui indique combien de tours a fait la roue; multipliant le nombre de tours par le nombre des dents de la roue, on a le nombre de vibrations par seconde.

33. D. Quels sont les autres instruments dont on se sert pour connaître le nombre de vibrations?

R. L'on se sert de la sirène, instrument mû par une soufflerie qui fait tourner un plateau percé de trous et mobile sur un plateau percé également de trous et immobile. L'on calcule le nombre de vibrations en multipliant le nombre des tours du plateau mobile par le nombre des trous et l'on a le nombre de vibrations.

34. D. Comment étudie-t-on le nombre des vibrations ou le ton dans les cordes?

R. En se servant du sonomètre, c'est-à-dire d'une corde tendue horizontalement sur une caisse destinée à renforcer le son. Cette corde est fixe à une de ses extrémités et sous-tendue à l'autre extrémité par des poids. Elle est appuyée à ses deux bouts sur 2 chevalets fixes et s'appuie en outre sur un chevalet mobile que l'on peut faire avancer ou reculer à volonté.

35. D. Quelles sont les lois des vibrations des cordes?

R. 1º Le nombre des vibrations est en raison inverse de la longueur des cordes; 2º le nombre des vibrations est en raison inverse du diamètre des cordes; 3º il est en raison inverse de la racine carrée de la densité des cordes; enfin 4º il est proportionnel aux racines carrées de la tension des cordes ou des poids.

36. D. Qu'appelle-t-on octave?

R. C'est un son 2 fois plus aigu que le son fondamental et par conséquent qui a le double de vibrations.

37. D. Qu'appelle-t-on unisson?

R. Ce sont 2 sons produits par un même nombre de vibrations par seconde.

38. D. Qu'appelle-t-on son fondamental?

R. C'est le son que rend une corde quand elle vibre dans toute sa longueur.

39. D. Qu'appelle-t-on diéser et bémoliser une note?

R. Diéser une note est augmenter le nombre de ses vibrations dans le rapport de $\frac{24}{25}$; la bémoliser c'est diminuer ce même nombre dans le rapport de $\frac{25}{24}$.

40. D. Si l'on pince une corde au 5e de sa longueur, qu'arrive-t-il ?

R. Il s'établit des nœuds de vibration à tous les 5es de la corde.

41. D. Le nombre des vibrations est-il en rapport avec les nœuds ?

R. Non il est en rapport avec les ventres.

42. D. Pourquoi l'aluminium donne-t-il l'octave de l'argent ?

R. Parce que l'aluminium est en raison inverse de la racine carrée de la densité de l'argent.

43. D. Dans un instrument à corde quel est le corps sonore?

R. Ce sont les cordes, car ce sont elles qui vibrent.

44. D. Dans un instrument à vent quel est le corps sonore ?

R. C'est l'air parce que c'est lui qui vibre.

45. D. D'après quelles lois vibrent les lames membraneuses?

R. D'après les mêmes lois que les cordes.

46. D. D'après quelles lois vibre l'air dans les instruments à vent ?

R. D'après les mêmes lois que les cordes dans les instruments à cordes (voir au n° 35) car on peut assimiler une couche d'air à une corde et lui appliquer les mêmes lois. La profondeur du tuyau équivaut à la longueur de la corde, le diamètre du tuyau équivaut au diamètre de la corde, etc., donc le nombre des vibrations sera en raison inverse de la longueur du tuyau, en raison inverse des racines carrées des densités des gaz soufflés, etc....

47. D. Qu'arrive-t-il quand on souffle dans un tuyau aussi long, mais 2 fois moins large qu'un autre ?

R. On a l'octave.

48. D. Qu'arrive-t-il quand on a un tuyau ouvert à ses deux extrémités ?

R. On a l'octave aiguë d'un tuyau fermé à l'une de ses extrémités.

49. D. Où place-t-on les trous dans les instruments à vent ?

R. On les place vis-à-vis des nœuds, car le trou a la propriété de changer les nœuds en ventres et fait varier ainsi la longueur de la colonne d'air vibrante.

50. D. L'intensité du son dépend-elle de la densité de l'air ?

R. Oui, l'intensité du son décroît à mesure que l'air se raréfie ; donc en été, où l'air est dilaté, le son est moins intense qu'en hiver. Sur les montagnes l'intensité du son diminue à cause de la raréfaction de l'air.

51. D. Quelles sont les causes qui font varier l'intensité du son ?

R. 1º L'intensité du son est en raison inverse du carré de la distance du corps sonore à l'organe auditif ; 2º l'intensité du son augmente avec l'amplitude des vibrations ; 3º l'intensité du son dépend de la densité de l'air dans le lieu où il se produit ; 4º l'intensité du son est modifiée par l'agitation de l'air ; 5º le son est renforcé par le voisinage d'un corps sonore.

52. D. De quoi est composée une vibration?

R. D'une condensation et d'une dilatation, d'un aller et d'un retour.

53. D. Par quoi est formé un son?

R. Par un certain nombre de vibrations isochrones.

54. D. Qu'est-ce qui produit le son dans la flûte?

R. C'est l'air qui engendre le son en étant soufflé contre les parois.

55. D. Combien distingue-t-on d'espèces d'anches?

R. Deux, les anches rigides et les anches membraneuses; des anches rigides, comme dans la clarinette où c'est l'anche qui produit le son, et des anches membraneuses où ce sont les lèvres qui sont le corps sonore, comme dans le cornet à piston, le cor de chasse.

56. D. De quoi se compose une anche rigide?

R. Elle se compose d'une languette ou lame élastique, placée derrière une fente à travers laquelle on insuffle de l'air qui peut écarter la languette; puis, quand

on ne souffle plus, la languette rebouche
la rigole, le son dans ce cas est produit,
selon toute apparence, et par l'air qui
passe à travers la rigole, et par les vibrations de la languette.

57. D. Comment prouve-t-on que dans les anches membraneuses ce sont les lèvres
tendues qui produisent le son?

R. C'est que la fermeture ou l'ouverture
des lèvres modifie le son.

58. D. A quoi Muller a-t-il comparé le larynx?

R. A une anche membraneuse.

59. D. Quelles sont les expériences qu'il a faites?

R. Il mettait un larynx naturel sur une
soufflerie, il tendait les cordes vocales
au moyen de poids, et il a démontré
que ces cordes ne donnaient un son que
lorsqu'elles étaient tendues; de même
que les lèvres ne donnent un son que
lorsqu'elles sont tendues sur l'embou-
chure du cor, donc identité entre le larynx et un instrument à anche membraneuse.

60. D. Le son est-il produit par les cordes vocales supérieures ?

R. Non , mais par la vibration des cordes
vocales inférieures.

61. D. Dans quelles limites un son peut-il être
perceptible à l'oreille?

R. Les sons les plus graves ont 15 vibrations
par seconde ; les sons les plus élevés
73,000. Au delà de ces 2 limites extrêmes, le son n'est plus perceptible.

62. D. Qu'appelle-t-on glotte vocale ?

R. C'est l'espace compris entre les 2 cordes
vocales inférieures.

63. D. Comment a-t-on prouvé que c'étaient
les cordes vocales inférieures qui vi-
braient ?

R. En faisant un trou au-dessous des cordes
vocales inférieures, on produit l'aphonie ;
d'ailleurs avec le laryngoscope on voit
vibrer les cordes vocales pendant la pho-
nation, et à mesure que les sons deviennent plus aigus, on les voit se rappro-
cher. — Si le sujet passe de la voix de

poitrine à la voix de tête, elles cessent de vibrer.

64. D. Pourquoi la voix des enfants et des femmes est-elle plus élevée que celle des adultes ?

R. C'est parce que leurs cordes vocales sont plus courtes, moins épaisses.

65. D. Quelles sont les causes d'aphonie ?

R. 1° L'aphonie nerveuse par paralysie des nerfs tenseurs des muscles ; 2° l'altération matérielle produite par ulcérations, polypes, granulations.

66. D. Qu'est-ce que la parole ?

R. C'est la voix articulée ; elle se produit au moyen de la langue, des lèvres et des dents ; les voyelles viennent directement du larynx, mais les consonnes ont besoin des dents, etc., pour être articulées.

67. D. Qu'est-ce que l'inertie ?

R. L'inertie, c'est la propriété qu'a la matière de ne pouvoir entrer elle-même en mouvement, et de ne pouvoir modifier celui qui lui est communiqué.

2

68. D. Sous combien d'états peuvent se présenter les corps ?

R. Sous l'état d'équilibre ou repos, et sous l'état de mouvement. De là, les lois de l'équilibre constituent la statique, les lois du mouvement constituent la dynamique.

69. D. Qu'est-ce que la pesanteur ?

R. C'est la force continue qui sollicite les corps à se diriger vers le centre de la terre et qui leur imprime des mouvements accélérés.

70. D. Comment divise-t-on les forces d'après leur mode d'action ?

R. On les divise en forces instantanées comme la poudre sur le boulet et en forces continues ou constantes (la pesanteur).

71. D. Comment agit la pesanteur ?

R. Proportionnellement à la masse et en raison inverse du carré de la distance.

72. D. Qu'arrive-t-il quand on laisse tomber plusieurs corps dans le vide ?

R. Ils tombent tous avec la même vitesse.

73. D. Quelle est la loi de la chute des corps ?

R. L'espace parcouru par un corps qui tombe croît proportionnellement au carré des temps, après 1 seconde si l'espace est 1 mètre ; après 2 secondes il sera 4 mètres, après 3 secondes il sera 9 mètres.

74. D. Qu'appelle-t-on centre de gravité ?

R. C'est le point d'application de la résultante des forces.

75. D. Quelle est la loi de la durée des oscillations du pendule ?

R. La durée des oscillations croît comme la racine carrée de la longueur du pendule, et est en raison inverse de la racine carrée de l'intensité de la pesanteur.

76. D. Combien y a-t-il d'espèces de leviers ?

R. Trois : 1º le levier du 1er genre ou intermobile, c'est celui où le point d'appui est entre la puissance et la résistance (la balance, la tête) ; 2º le levier du 2º genre ou interrésistant, où la résistance est placée entre le point d'appui et la puissance (la brouette) ; 3º le levier du 3e genre ou interpuissant dans lequel la puissance est placée entre le point d'appui et la résistance (mouvement de l'avant-bras sur le bras).

77. D. Qu'est-ce que la densité ?

R. C'est le rapport des poids d'un même volume d'eau avec le poids d'un même volume du corps. Ce rapport donne en même temps le poids spécifique du corps.

78. D. Comment trouve-t-on la densité d'un corps liquide ?

R. Au moyen de la méthode du flacon, qui consiste à peser un flacon plein d'eau, puis plein du liquide, dont on veut connaître la densité, et ensuite à retrancher des 2 poids le poids du flacon vide, ou bien on équilibre le flacon avec de la grenaille de plomb.

79. D. Comment trouve-t-on la densité des gaz?

R. L'on pèse un ballon vide, puis on le remplit successivement de l'air et du gaz dont on veut connaître la densité, on compare les poids entre eux et l'on a la densité du gaz après avoir retranché le poids du ballon ou l'avoir préalablement taré.

80. D. Quel nom donne-t-on à l'étude des liquides en repos ?

R. Le nom d'hydrostatique.

81. D. Quel est le principe de Pascal sur l'égalité de pression ?

R. C'est que les liquides transmettent dans tous les sens et avec une égale intensité les pressions exercées en un point quelconque de leur masse. Cette loi a reçu son application dans la presse hydraulique qui a tant d'usages dans l'industrie , tels que : le foulage du drap, pour essayer les cordages et les chaînes de navire, pour essayer les canons et les locomotives.

82. D. Quels sont les aréomètres à volume constant et à poids variables ?

R. Ce sont ceux de Nicholson employés pour la détermination des poids spécifiques des corps solides et l'aréomètre de Fahrenheit qui sert pour les liquides.

2.

83. D. Quels sont les aréomètres à volumes variables et à poids constants ?

R. 1º Ce sont ceux dont le poids reste constant et dont le volume change , ainsi
l'aréomètre de Batave : tout ce qui est
au-dessous de zéro sert à mesurer les
liquides plus denses que l'eau , tout ce
qui est au-dessus les liquides moins
denses ; 2º l'aréomètre de Beaumé ;
3º celui de Gay-Lussac, 4º celui de
Cartier sont basés sur le même système que celui de Batave.

84. D. En quoi l'aréomètre de Beaumé diffère-
t-il de celui de Batave ?

R. C'est parce qu'au lieu d'un seul aréomètre il en a 2, un pour les liquides
plus denses, et l'autre pour les liquides
moins denses que l'eau ; le zéro est placé
en haut pour les liquides plus denses
que l'eau, c'est un pèse-acide ; le zéro
est placé en bas pour les liquides moins
denses que l'eau composée de 90 d'eau
et 10 de sel, et c'est un pèse-liqueur.

85. D. Qu'est-ce que l'hydrodynamie ?

R. C'est l'étude de la vitesse d'écoulement des liquides. Cette étude a été faite par Toricelli. La vitesse de l'écoulement d'un liquide est égale à ce qu'elle serait si le liquide était tombé dans le vide, du niveau de la surface de l'eau au centre de l'orifice de sortie, par conséquent la vitesse augmente à mesure que le niveau de la surface de l'eau s'élève.

86. D. Quelles sont les circonstances qui modifient la vitesse de l'écoulement ?

R. 1o C'est la nature du liquide; lorsque les liquides ne mouillent pas les tubes dans lesquels ils coulent, leur vitesse n'est pas modifiée par ces tubes; 2o les liquides visqueux coulent moins vite que ceux qui ne le sont pas; 3o la longueur et le diamètre des tuyaux a une grande influence sur l'écoulement, plus le tuyau est long et étroit moins l'écoulement est rapide; 4o un tube en cuivre ou en caoutchouc donne le même écoulement.

87. D. Quelles conclusions physiologiques M. Poiseul a-t-il tirées de ces lois

de l'écoulement des liquides dans les tuyaux ?

R. Il a dit que plus les vaisseaux étaient longs et étroits moins le sang y coulait vite. Il a dit que l'élasticité des artères n'avait pas d'influence sur le cours du sang ; que le sang coulait d'autant plus rapidement qu'il était plus limpide , et pour le rendre plus limpide et moins visqueux, il a ajouté du nitrate de potasse.

88. D. La théorie de M. Poiseul est-elle vraie ?

R. Non. Ce qui est vrai pour des liquides qui coulent dans des tuyaux n'est pas vrai pour le sang qui coule dans les vaisseaux vivants. Le nitrate de potasse, loin d'augmenter la circulation du sang dans les vaisseaux, la ralentit, parce qu'il stupéfie le système nerveux. Au contraire, l'alcool qui coagule le sang augmente la circulation, parce qu'il est un excitant du système nerveux. Enfin, M. Marrey a prouvé que l'élasticité des artères avait une grande influence sur le cours du sang, et que si le sang coule moins vite chez les vieillards, c'est parce que les artères sont ossifiées.

89. D. A quoi sont dues les palpitations chez les vieillards ?

R. M. Marrey dit que les palpitations chez les vieillards sont dues à ce que les artères ayant perdu leur élasticité en s'ossifiant reçoivent moins de sang que le cœur n'en envoie, et que les efforts du cœur donnaient lieu aux palpitations.

90. D. Qu'est-ce que la capillarité ?

R. On donne ce nom aux phénomènes qui se passent à la surface de contact d'un solide et d'un liquide.

91. D. Quels sont les phénomènes que produit la capillarité ?

R. Elle produit l'élévation de l'eau dans les tubes capillaires, l'imbibition et l'endosmose.

92. D. Si l'on met de l'eau dans un vase, pourquoi monte-t-elle sur les côtés ?

R. C'est parce que les molécules d'eau sont plus attirées par les molécules de verre qu'entre elles, et comme dans le milieu du vase l'eau n'est point attirée, de là il y a incurvation , ménisque concave. Mais pour qu'il y ait ménisque concave, il faut que le liquide mouille les parois du vase, sans quoi il y aurait un ménisque convexe ; par exemple, au lieu d'eau, si c'était du mercure.

93. D. Qu'est-ce que l'imbibition ?

R. C'est la pénétration d'un liquide dans un solide poreux, c'est une sorte de capillarité, puisque les liquides pénètrent dans les pores en adhérant aux molécules solides.

94. D. Qu'est-ce que l'endosmose ?

R. C'est le passage d'un liquide moins dense dans un liquide plus dense, à travers une membrane ou un corps poreux quelconque. L'instrument qui sert à mesurer le pouvoir endosmotique s'appelle endosmomètre ; il fut découvert par Dutrochet.

95. D. Si l'on a de l'alcool ou de l'éther dans l'endosmomètre et qu'on le plonge dans

l'eau, de quel côté se fera l'endosmose
ou le courant ?

R. Le courant se fera de l'eau à l'alcool,
quoique l'eau soit plus dense que l'alcool,
mais c'est une exception à la règle qui
veut que l'endosmose se fasse toujours
du liquide le moins dense au liquide le
plus dense.

96. D. Quelles sont les conditions de l'endosmose ?

R. Il faut : 1° que les deux liquides soient de
nature différente ; 2° de densité différente ; 3° qu'ils soient miscibles entre
eux ; 4° que ces liquides mouillent le
corps poreux ou membraneux ; 5° que
le corps interposé soit poreux.

97. D. Que fait la chaleur dans les phénomènes
d'endosmose ?

R. Elle les retarde, les diminue, tandis
qu'elle augmente les influences de capillarité

98. D. A quoi est due l'endosmose ?

R. A un développement d'électricité entre
les 2 surfaces liquides, car si on les fait

communiquer avec un galvanomètre il se dévie , les 2 liquides s'attirent et tendent à se réunir; mais le liquide qui a la propriété filtrante est celui qui obéit le mieux à l'attraction et passe dans l'autre en plus grande quantité.

99. D. En quoi consiste le procédé de M. Graam pour séparer facilement, au moyen de l'endosmomètre, les substances qui filtrent facilement ?

R. M. Graam appelle substances cristalloïdes les sels minéraux ou organiques, les acides, les alcalis, tels que la digitaline ; pour séparer ces substances d'avec les substances qu'il appelle colloïdes, c'est-à-dire de celles qui ont l'apparence de colle, telles que la gélatine, l'albumine l'huile, il a remarqué que les cristalloïdes font endosmose vers les colloïdes c'est ainsi que les cristalloïdes passent dans nos urines. Ce procédé endosmotique a été appelé par lui *dialyse,* et il a donné le nom de dialyseur à un instrument, ou caisse en caoutchouc, dont l'extrémité inférieure est garnie d'une membrane de parchemin ; l'on met les substances à dialyser dans cette caisse et l'on met cette caisse sur une cuve d'eau distillée, tout ce qui est cristalloïde traverse tout ce qui est collant, reste dans le dialyseur, l'on évapore ensuite l'eau et l'on a la substance cristalloïde.

100. D. Quelles sont les applications qu'a recues le dialyseur de Graame.

R. On en a fait des applications à la toxicologie, l'on a pu ainsi séparer $\frac{1}{2}$ milligramme de digitaline de 12 grammes de substance organique ; on a retrouvé aussi par ce procédé $\frac{1}{4}$ de milligramme d'acide arsénieux, c'est ainsi qu'on a séparé le principe immédiat des plantes, des graisses, sans les faire bouillir; telles sont les applications toxicologiques et pharmaceutiques qu'a reçues le dialyseur de Graame.

101. D. Qu'est-ce que l'absorption ?

R. C'est le passage de substances extérieures

à nos vaisseaux à travers leurs parois vasculaires dans le sang; l'absorption est précédée d'imbibitions.

102. D. Comment s'exerce l'absorption dans le tube digestif?

R. Elle ne peut avoir lieu que sur des substances dissoutes et filtrantes, ainsi la fécule transformée en glucose soluble pénètre par imbibition les vaisseaux capillaires de l'intestin et de l'estomac, et est absorbée par les radicules de la veine porte; il en est de même des matières albuminoïdes quand elles ont été transformées en albuminose par le suc gastrique. Devenues solubles, elles sont absorbées par les radicules de la veine porte. Il en est de même des matières grasses qui, n'étant pas miscibles, sont d'abord émulsionnées par le suc pancréatique; quand elles sont à l'état de chyle, elles mouillent les parois intestinales et sont absorbées par les culs-de-sac chylifères.

103. D. Qu'est-ce que l'exosmose?

R. En même temps qu'il y a endosmose il y a exosmose, c'est-à-dire qu'en même temps que le liquide moins dense passe dans le liquide plus dense, le liquide plus dense passe dans le liquide moins dense, mais en beaucoup plus faible proportion.

104. D. Quels sont les organes exosmotiques de l'économie?

R. Ce sont les glandes et particulièrement les reins ; tous les médicaments cristalloïdes filtrent à travers les reins par exosmose, tandis que les colloïdes au contraire ne font pas exosmose.

105. D. Comment se fait la respiration?

R. Au moyen d'une endosmose et d'une exosmose gazeuse; le gaz acide carbonique du sang veineux fait exosmose à travers les vésicules pulmonaires, tandis que l'oxygène fait endosmose.

106. D. Comment prouve-t-on que l'air est pesant?

R. Au moyen du crève-vessie et du tube de Toricelli et au moyen d'un ballon que l'on pèse d'abord rempli d'air et ensuite vide; l'on voit qu'un litre d'air pèse 1 gramme 0,3 ; enfin au moyen des hémisphères de Magdebourg.

107. D. A quoi est égale la pression atmosphérique?

R. A 76 centimètres cubes de hauteur de mercure, autrement dit à 1 kilogramme et 33 grammes par centimètre carré.

108. D. A quoi est due cette pression ?

R. A ce que la masse de l'air est attirée par la pesanteur.

109. D. A quoi sert la pression atmosphérique, ou pesanteur de l'air ?

R. Elle empêche les corps situés sur la planète de se répandre dans l'espace.

110. D. Avec quel instrument mesure-t-on la pression atmosphérique?

R. Avec le baromètre.

111. D. La hauteur barométrique est-elle toujours constante.

R. Non, la hauteur varie en chaque lieu, non-seulement d'un jour à l'autre, mais encore dans la même journée, mais la

plus grande variation est de 6 millimètres à l'équateur, de 30 sous les tropi-
ques, de 40 en France.

112. D. Est-ce en été qu'ont lieu les plus grandes
variations.

R. Non, c'est en hiver.

113. D. Qu'appelle-t-on hauteur moyenne diurne?

R. C'est le nombre qu'on obtient en faisant
la somme de 24 observations successi-
ves d'heure en heure, et en divisant
cette somme par 24, mais Ramond a
constaté par l'observation qu'à notre latitude, la hauteur du baromètre à midi,
était la *moyenne* du jour; le minima du
soir et du matin de 3 à 4 heures, et le
maxima du soir et du matin de 9 à 10.

114. D. Comment détermine-t-on la hauteur
moyenne mensuelle et annuelle?

R. En additionnant les hauteurs moyennes
diurnes pendant un mois et en les divisant par 30, et celle de l'année en ajoutant les hauteurs moyennes de chaque
jour pendant un an et en divisant la
somme par 365.

115. D. Quelle est la hauteur moyenne à Paris et à l'équateur.

R. A Paris, 75,7 ; à l'équateur, 75,8. Elle augmente à partir de l'équateur et atteint au maximum 76,3; la hauteur moyenne au niveau des mers est 76, elle est plus forte en hiver qu'en été.

116. D. Combien distingue-t-on de sortes de variations?

R. Deux : les diurnes qui se produisent périodiquement à certaines heures du jour, et les accidentelles qui dépendent des saisons des vents et qu'on observe surtout dans nos climats.

117. D. Combien distingue-t-on d'espèces de baromètre ?

R. Il y a le baromètre à cuvette; le baromètre de Fortin, excellent pour les expériences, à cause de sa cuvette mobile; le baromètre à siphon de Gay-Lussac, et le baromètre à cadran.

118. D. Pourquoi le baromètre atteint-il son minimum à l'équateur et son maximun au pôle?

R. C'est à cause du léger aplatissement de la terre au pôle, c'est ensuite parce que l'air est plus froid, plus dense.

119. D. Que fait l'altitude par rapport au baromètre?

R. A mesure que l'on monte de 10 mètres le baromètre baisse d'un millimètre. Pour 100 mètres d'élévation, le baromètre baisse de 10 millimètres ou un centimètre.

120. D. Qu'est-ce qu'un manomètre?

R. C'est un instrument destiné à mesurer les pressions plus fortes que l'air; il y a trois sortes de manomètres, le manomètre à air libre, le manomètre à air comprimé, et le manomètre métallique.

121. D. Quelle action la pression atmosphérique exerce-t-elle sur nos organes?

R. Elle a pour effet de stabiliser et de favoriser les forces musculaires de l'homme; cela est si vrai, c'est que plus on monte moins on a de force; elle sert aussi à soutenir les parois des vaisseaux, c'est pour cela que l'on a des hémorragies quand on monte très-haut en ballon, car alors il y a une grande accélération dans la circulation; elle a pour but d'empêcher l'accélération ¡de la respiration, les congestions cérébrales pulmonaires et les tubercules; elle favorise la déplétion cérébrale, elle empêche les hypertrophies, les congestions, etc.

122. D. Qu'est-ce que le calorique?

R. C'est l'agent présumé qui détermine la chaleur; deux hypothèses, l'hypothèse de l'émission et l'hypothèse des ondulations.

123. D. Qu'est-ce que la chaleur?

R. C'est la sensation produite sur nos organes par le calorique.

124. D. Qu'est-ce que la température?

R. C'est le degré appréciable de la chaleur.

125. D. M. Gavarret veut-il qu'on se serve du mot calorique?

R. Comme l'on ne sait pas ce que c'est que le calorique, M. Gavarret ne veut pas, avec raison, qu'on se serve d'autre expression que celui de chaleur.

126. D. Quel est l'effet le plus général de l'application de la chaleur aux corps ?

R. C'est de les dilater.

127. D. Comment mesure-t-on la température
d'un corps?

R. C'est par le degré de dilatation que prend
le corps.

128. D. Tous les corps se dilatent-ils de la même
manière ?

R. Non, chaque corps a un degré de dilatation différent.

129. D. Qu'est-ce qu'un thermomètre ?

R. C'est un instrument destiné à mesurer
les températures ou le degré appréciable
de la chaleur.

130. D. Sur quoi est basé le principe des thermomètres?

R. Sur cette propriété qu'ont les corps de
se dilater par l'accumulation du calorique ou de se contracter.

131. D. Comment sont indiquées les variations
dans la chaleur?

R- Par la variation dans le volume des
corps.

132. D. Pourquoi a-t-on choisi le mercure ?

R. Parce qu'il est liquide et que les molécules mobiles obéissent facilement à la dilatation ; en outre il est bon conducteur de la chaleur, par conséquent sensible, il a ensuite une dilatation uniforme entre 0 et 100 et ne bout qu'à 360.

133. D. Pourquoi le tube barométrique est-il capillaire ?

R. Parce que la moindre exagération du volume du réservoir se traduit dans le tube capillaire par une augmentation de volume.

134. D. Comment chasse-t-on l'air d'un thermomètre ?

R. En le soumettant à la chaleur, ce qui force l'air du thermomètre à sortir.

135. D. Comment gradue-t-on le thermomètre ?

R. En choisissant deux points fixes, la glace fondante et l'eau bouillante, sous la pression moyenne de 0^{m}76 ; en effet, à ces deux points le mercure occupe un volume invariable ; le point fixe où s'arrête le mercure dans la glace fondante sera le 0 de l'échelle; le point fixe où s'arrête le mercure dans la vapeur d'eau bouillante est marqué 100 ou 80, selon que l'on veut construire une échelle centigrade ou une échelle Réaumur.

136. D. Comment obtient-on le 0 dans le thermomètre?

R. En plongeant ce thermomètre dans un mélange à poids égaux de glace pilée et de sel ammoniac.

137. D. A quoi correspond 32 du Fahrenheit?

R. A 0 du Réaumur ou du centigrade.

138. D. En combien de degrés divise-t-on le Fahrenheit.

R. En 212 degrés, 32 depuis 0 jusqu'à glace fondante et 180 depuis la glace fondante jusqu'à l'ébullition.

139. D. Combien 4 degrés Réaumur font-ils de degrés centigrades?

R. 5 centigrades, puisqu'un degré centigrade est les $\frac{4}{5}$ d'un degré Réaumur.

140. D. Quelles sont les conditions pour la construction d'un bon thermomètre?

R. 1º Il faut qu'il soit juste, c'est-à-dire que le tube capillaire soit bien cylindrique ; 2º que le 0 ne soit jamais déplacé, c'est-à-dire que lorsqu'on replonge le thermomètre dans la glace fondante le mercure redescend à 0; 3º il faut qu'il soit sensible, qu'il indique vite la température du milieu ambiant; 4º il faut qu'un degré soit assez allongé pour pouvoir se partager en fractions de degrés ; en général les degrés ont 5 millimètres ; 5º il faut que le réservoir soit assez grand pour être sensible.

141. D. Qu'est-ce qu'un thermomètre à échelle partielle ?

R. C'est un thermomètre qui ne contient par exemple que 10º centigrades, de façon que n'ayant qu'un petit nombre de degrés on peut partager ces degrés en un grand nombre de fractions, ils sont destinés à apprécier des variations de température d'un centième de millimètre.

142. D. De quel thermomètre se sert-on pour

mesurer les différentes températures
des corps animaux ?

R. Du thermomètre métastatique de Wal-
ferdin que l'on place dans le cœur de
l'animal dont on veut connaître la température. Ce thermomètre est composé
d'un tube capillaire extrêmement fin,
divisé en 200° qui répondent à 10° centigrades. L'on peut lire sur cette échelle
jusqu'à 1/200° de degré.

143. D. Dans quel cas se sert-on du thermomètre
à alcool?

R. Quand on veut apprécier des températures très-basses, parce que l'alcool ne
se congèle à aucune température, tandis
que le mercure se congèle à 40°.

144. D. Qu'est-ce que le thermomètre différen-
tiel de Rumford?

R. C'est un instrument composé de 2 boules remplies d'air et réunies par un tube
recourbé d'un petit diamètre : la gra-
duation est sur le tube horizontal; il y a
dans ce tube un index de 2 centimètres

de longueur, c'est de l'acide sulfurique coloré. Cet index occupe le milieu de cette branche horizontale, et lorsqu'on vient à échauffer l'une des boules plus que l'autre, l'air contenu dans cette boule se dilatant, déplace l'index, et comme le tube est gradué l'on sait de combien la dilatation s'est faite et quelle est la température du corps que l'on éprouve.

145. D. De quel thermomètre fait-on usage quand on veut connaître la plus haute et la plus basse température du jour ?

R. Du thermomètre à maxima et à minima de Rutherford. Ce sont 2 thermomètres à angle droit dont l'un est à mercure et l'autre à alcool; dans l'intérieur des tubes horizontaux se trouvent des index qui, en suivant la dilatation ou la rétraction des liquides, indiquent la plus grande dilatation et la plus grande contraction des liquides et par conséquent la température la plus élevée et la plus basse de la journée.

146. D. Avec quel instrument mesure-t-on les températures les plus élevées ?

R. Avec le pyromètre de Wegwood qui est basé sur la rétraction de l'argile ; plus l'argile s'est rétractée plus la température que l'on éprouve est élevée.

147. D. Qu'est-ce que le coefficient de dilatation ou mesure de dilatation ?

R. C'est l'accroissement que prend l'unité de volume d'un corps lorsque la température s'élève de $0°$ à $1°$ centigrade ; tous les corps se dilatent chacun d'une quantité variable, mais cette dilatation est constante pour chacun d'eux.

148. D. Comment obtient-on le coefficient de dilatation cubique ?

R. En triplant le coefficient de dilatation linéaire.

149. D. Le coefficient de dilatation des solides est-il uniforme ?

R. Non, il augmente à mesure qu'on arrive près du point de fusion.

150. D. Comment s'y prend-on pour connaître le coefficient de dilatation linéaire d'une barre de fer d'un mètre de longueur?

R. L'on met cette barre dans la glace fondante et on mesure exactement sa longueur, soit un mètre ou mille millimètres; on la plonge ensuite dans l'eau bouillante, on la mesure de nouveau et elle a mille et un millimètre, elle a donc augmenté d'un millimètre pour un mètre. Mais si pour 100° elle s'est dilatée d'un millimètre, pour un seul degré elle ne se serait dilaté que d'un centième de millimètre. — Le coefficient de dilatation linéaire du fer pour un degré est donc 0,00001° de mètre.

151. D. Comment obtient-on le coefficient de dilatation absolue des liquides?

R. En ajoutant au coefficient de dilatation apparente le coefficient de dilatation de l'enveloppe.

152. D. Quel est le maximum de densité de l'eau?

R. C'est 4 degrés au-dessus de zéro.

153. D. Quels sont les corps qui se dilatent le plus uniformément?

R. Ce sont les gaz ; leur dilatation est à peu près uniforme et leur coefficient est à peu près le même selon Gay-Lussac. — M. Regnault n'est pas aussi absolu, il prétend que leur dilatation n'est pas uniforme et que leur coefficient n'est pas le même pour tous.

154. D. Comment se propage la chaleur ?

R. Par le rayonnement rectiligne qui se fait par toute la surface des corps.

155. D. Quelle est la loi du rayonnement ?

R. L'intensité du calorique rayonné est proportionnelle à l'intensité de la source et en raison inverse du carré de la distance.

156. D. Le pouvoir rayonnant est-il proportionnel au pouvoir absorbant ?

R. Oui, c'est ainsi que les corps noirs et rugueux ayant le plus grand pouvoir absorbant ont aussi le plus grand pouvoir rayonnant.

157. D. Le pouvoir rayonnant est-il aussi proportionnel au pouvoir réfléchissant ?

R. Non, plus un corps réfléchit moins il absorbe et moins il rayonne.

158. D. Qu'appelle-t-on équilibre mobile de température?

R. C'est quand la température s'étant équilibrée entre deux corps il y a néanmoins échange de calorique entre les deux corps; seulement chacun reçoit autant qu'il émet et leur température reste constante.

159. D. Quelle est la loi de la réflexion du calorique?

R. 1° L'angle d'incidence et l'angle de réflexion sont égaux ; 2° le rayon incident et le rayon réfléchi sont dans un même plan perpendiculaire à la surface réfléchissante.

160. D. Quelles sont les lois du rayonnement ?

R. 1° Le calorique rayonnant se propage dans le vide comme dans l'air; 2° le rayonnement a lieu dans toutes les directions autour des corps; 3° dans un milieu homogène le rayonnement se fait en ligne droite.

161. D. Quelles sont les lois sur l'intensité du calorique rayonnant?

R. 1º L'intensité du calorique rayonnant
est proportionnel à la température de la
source ; 2º l'intensité des rayons calorifiques est d'autant moindre qu'ils sont
émis dans une direction plus oblique
par rapport à la surface rayonnante;
3º l'intensité est en raison inverse du
carré de la distance.

162. D. De tous les métaux quel est celui qui a
le plus grand pouvoir réflecteur du calorique?

R. C'est le mercure, ensuite le cuivre jaune.

163. D. De tous les corps quel est celui qui a le
plus grand pouvoir émissif ?

R. C'est le noir de fumée.

164. D. De tous les corps, quel est celui qui a le
plus grand pouvoir diathermane?

R. C'est le sel gemme et celui qui a le pouvoir le plus faible c'est le sulfate de cuivre.

165. D. Comment se fait la propagation de la
chaleur ?

R. Elle se fait soit par contact et conductibilité ou à distance par diathermanéité. C'est ainsi que le soleil nous transmet la chaleur à travers l'air qui est diathermane.

166. D. Qu'est-ce que la conductibilité?

R. C'est la propriété qu'ont les corps de transmettre le calorique plus ou moins facilement dans l'intérieur de leur masse par une sorte de rayonnement de molécule à molécule.

167. D. La conductibilité est-elle la même chose que la diathermanéité?

R. Non : ainsi l'air est diathermane et néanmoins mauvais conducteur du calorique, d'ailleurs la diathermanéité est la propagation du calorique à distance, tandis que la conductibilité est la propagation qui se fait dans l'intérieur d'un corps de molécule à molécule.

168. D. Quels sont les corps les meilleurs conducteurs du calorique ?

R. Ce *sont les métaux*, ensuite viennent les liquides, puis enfin les gaz.

169. D. Les substances organiques sont-elles de
bons conducteurs ?

R. Non. Ainsi le duvet, les fourrures, la
laine, la soie, la plume sont mauvais
conducteurs.

170. D. Qu'appelle-t-on corps athermal ?

R. C'est un corps qui ne laisse pas passer
la chaleur, ainsi le sulfate de cuivre,
quoique diaphane, est athermal.

171. D. Quel est le liquide le plus diathermal ?

R. C'est le sulfure de carbone. Sur 100° le
sulfure de carbone laisse passer 63° tandis que l'eau n'en laisse passer que 12.

172. D. Quel est le corps le plus diathermane ?

R. C'est le sel gemme, qui, sur 100 degrés
qu'il reçoit, en laisse passer 92.

173. D. L'eau placée sur un foyer s'échauffe-t-
elle par conductibilité ?

R. Non, mais par le déplacement des molécules qui viennent tour à tour au fond
du vase. Les couches qui reposent immédiatement sur le fond vont en s'é-
chauffant devenir moins denses et mon-
teront à la surface en formant au centre

de la masse un courant ascendant : les couches latérales moins échauffées descendront et formeront un courant descendant.

174. D. Qu'est-ce que la chaleur ou calorique spécifique d'un corps ?

R. C'est la quantité de chaleur que l'unité de poids d'un corps absorbe pour passer de 0 à 1°, comparée à la quantité de chaleur que l'unité de poids d'eau distillée absorberait pour passer de 0° à 1°.

175. D. Que prend-on pour mesurer la chaleur spécifique des liquides et des solides ?

R. L'on prend pour unité de chaleur spécifique celle de l'eau.

176. D. Qu'est-ce que l'unité de chaleur ou calorie ?

R. C'est la quantité de chaleur nécessaire pour élever de 0 à 1 degré la température d'un kilogramme d'eau.

177. D. A quoi est égale la chaleur que possède un corps ?

R. Elle est égale au produit de la masse

multipliée par sa température et par sa chaleur spécifique.

178. D. Combien faut-il de calories pour faire passer un kilogramme d'eau de 0 à l'état de vapeur ?

R. 640 calories, savoir : 100 calories pour la faire passer de 0 à 100 et 540 pour la faire passer de 100 à la vaporisation complète.

179. D. Combien y a-t-il de méthodes pour la détermination des caloriques spécifiques ?

R. 3 méthodes : 1º la méthode de la fusion de la glace ; 2º celle des mélanges ; 3º celle du refroidissement.

180. D. Quel est le corps qui a le plus de calorique spécifique ?

R. C'est l'eau.

181. D. Sur quoi est basée la méthode de la fusion de la glace pour déterminer la chaleur spécifique ?

R. Elle est basée sur ce fait que les corps fondront d'autant plus de glace qu'ils abandonneront plus de calorique, c'est-à-dire que leur chaleur spécifique sera plus grande. Un kilogramme d'eau à 10° fond une quantité de glace égale à 1 ; un kilogramme d'eau à 20° fondra 2 fois plus de glace.

182. D. Donner un exemple de calorimétrie appliquée au mercure.

R. Si 790 grammes d'eau à la température de 10 degrés fondent 100 grammes de glace, et si l'on met à la place de l'eau 790 grammes de mercure à 10 degrés, il arrivera au mercure ce qui est arrivé à l'eau, il tombera à 0 degré, mais l'on n'aura que 3 grammes 33 centigrammes de glace fondue au lieu de 100. La chaleur spécifique du mercure est donc 33 fois plus faible ou $\frac{1}{33}$ de la chaleur spécifique de l'eau.

183. D. Quelles sont les lois de la fusion des corps ?

R. 1° Tout corps entre en fusion à une température déterminée invariable pour chaque substance si la pression est constante ; 2° quelle que soit l'intensité de la chaleur du moment où la fusion commence, la température cesse de s'élever et reste constante jusqu'à ce que la fusion soit complète.

184. D. Qu'est-ce que la chaleur latente ?

R. C'est la chaleur qui ne fait pas monter le thermomètre et n'échauffe pas les corps ; elle est uniquement employée à les faire changer d'état, c'est-à-dire à liquéfier les solides et à vaporiser les liquides.

185. D. Quand un corps passe de l'état gazeux à l'état liquide ou de l'état liquide à l'état solide qu'arrive-t-il ?

R. 1º Ce corps dégage en se liquéfiant ou en se solidifiant toute la chaleur latente qu'il avait absorbée et reste à la même température jusqu'à ce que sa solidification soit complète ; 2º la température à laquelle tout corps se solidifie est égale à celle de sa fusion.

186. D. A quoi sert la chaleur latente ?

R A maintenir les corps à l'état liquide en

se combinant pour ainsi dire aux molécules des corps en fusion.

187. D. Qu'arrive-t-il si l'on mélange un kilogramme d'eau à 0 avec un kilogramme
d'eau à 79 ?

R. L'on a immédiatement 2 kilogrammes
d'eau à 39 $\frac{1}{2}$, c'est-à-dire à une température moyenne à celle des deux liquides
mélangés.

188. D. Qu'arrive-t-il si l'on mélange un kilogramme de glace avec un kilogramme
d'eau à 79º ?

R. La glace se fond et l'on a 2 kilogrammes
d'eau à 0, donc il a fallu 79º pour faire
fondre la glace, et ces 79º sont res-
tés inappréciables au thermomètre qui
continue à marquer 0. Ces 79º sont
le calorique latent pour la fusion de
la glace. Tous les corps, pour passer
ainsi de l'état solide à l'état liquide et de
l'état liquide à l'état gazeux, ont un calorique latent qui varie selon les corps.

189. D. Dans quel cas y a-t-il encore absorption
de calorique latent ?

R. Dans tous les cas de dissolution, quand il n'y a pas combinaison chimique, qu'il n'y a que simple affinité ; ainsi le sucre dans l'eau, la gomme arabique et la plupart des sels.

190. D. Que devient la température d'un corps qui passe de l'état liquide à l'état solide?

R. Jusqu'à ce que la solidification soit complète sa température reste constante.

191. D. La température de changement d'état pour chaque corps est-elle fixe ?

R. Oui ; ainsi la glace fond toujours à 0, le phosphore à 42, l'iode à 107, le soufre à 112, l'or à 1250, le fer à 1700. — L'eau bout constamment à 100, le phosphore à 290, l'iode à 175, l'éther à 20.

192. D. Combien un litre d'eau donne-t-il de vapeur ?

R. 1700 litres de vapeur, le calorique latent devient donc constitutionnel de la vapeur.

193. D. Dans quel cas les corps en changeant d'état absorbent-ils de la chaleur latente?

R. Les solides en fondant, les liquides en

se vaporisant absorbent de la chaleur et sont par conséquent source de froid.

194. D. Dans quels cas les corps en changeant d'état dégagent-ils le calorique latent?

R. Les liquides en devenant solides, la vapeur en devenant liquide, dégagent du calorique, qui, de latent, devient du calorique d'échauffement; le calorique abandonné par le corps en se solidifiant ou en se liquéfiant est égal au calorique absorbé ou rendu latent, de sorte que le changement d'état des corps de l'état liquide à l'état solide et de l'état gazeux à l'état liquide est une source de chaleur.

195. D. Avec quoi mesure-t-on le calorique latent de fusion des corps?

R. Avec le calorimètre de glace de Laplace et Lavoisier, c'est la méthode de la fusion de la glace; ou bien avec l'appareil de Régnault, par la méthode des mélanges.

196. D. Qu'est-ce que l'évaporation?

R. C'est une production de vapeurs à une

température inférieure à celle de l'ébullition, l'évaporation ne se fait qu'à la surface du liquide.

197. D. Par quoi est activée l'évaporation ?

R. 1o Par l'élévation de la température de l'air ambiant ; 2o par la sécheresse de l'air ; 3o par le voisinage de substances hygrométriques ; 4o par les courants d'air ; 5o l'étendue de surface d'évaporation.

198. D. Qu'est-ce que c'est que l'ébullition ?

R. C'est une production de vapeur dans toute la masse du liquide ; elle a lieu quand la tension de sa vapeur fait équilibre à la pression atmosphérique ou plutôt à la pression extérieure (Gavarret).

199. D. Quelles sont les conditions qui influent sur le point d'ébullition ?

R. 1o Si la pression atmosphérique ou extérieure augmente, l'eau peut ne bouillir qu'à 150o, c'est ce qui arrive à 5 atmosphères ; si la pression diminue, si c'est dans le vide, l'eau bout à la température ordinaire ; 2o la nature des vases, les vases à surface polie retardent l'ébullition; 3° les substances qui se dissolvent dans l'eau retardent l'ébullition.

200. D. Quelles sont les lois de formation des vapeurs dans le vide?

R. 1° Dans le vide, tous les liquides volatils se vaporisent instantanément; 2° à égale température, les vapeurs de différents liquides n'ont pas la même force élastique.

201. D. A 20 degrés, quelles sont des vapeurs d'eau ou d'éther celles qui ont la plus forte tension?

R. Les vapeurs d'éther.

202. D. Quand dit-on qu'un espace est saturé?

R. C'est quand il ne peut recevoir une plus grande quantité de vapeur.

203. D. Qu'est-ce que le maximum de tension de la vapeur?

R. C'est l'état où est cette vapeur quand elle sature l'espace qui la contient, c'est alors qu'elle atteint son maximum de force.

204. D. Quelle est la condition pour obtenir une vapeur à son maximum de tension ?

R. Il faut qu'il reste du liquide qui l'a produite.

205. D. Qu'est-ce qui croît le plus vite : la tension ou la température ?

R. C'est de beaucoup la tension. Puisque la tension à 100 degrés est égale à une atmosphère, à 200 degrés, elle sera déjà de 16 atmosphères.

206. D. Avec quels instruments mesure-t-on la tension de la vapeur ?

R. Avec l'appareil de Gay-Lussac, de Dalton, ou bien avec l'appareil de Régnault pour mesurer la force élastique de la vapeur d'eau de 0 à 100 ; avec l'appareil de Dulong et Arago pour mesurer la tension au delà de 100º, et avec celui de Régnault pour mesurer la tension au-dessus et au-dessous de 100º ; enfin c'est avec le manomètre que l'on mesure le maximum de tension.

207. D. Comment mesure-t-on la densité des vapeurs ?

R. D'après les procédés de Gay-Lussac et de Dumas.

208. D. Qu'appelle-t-on densité d'une vapeur?

R. C'est le rapport entre le poids d'un certain volume de cette vapeur et celui d'un même volume d'air à température égale.

209. D. Quel est le volume qu'occupe l'eau en passant à l'état de vapeur?

R. Dix-sept cents fois son volume.

210. D. Qu'est-ce que l'hygrométrie?

R. C'est une science qui a pour but de déterminer la quantité de vapeur d'eau contenue dans un volume d'air déterminé.

211. D. Dans nos climats, arrive-t-il que l'air soit complétement saturé ou complétement sec?

R. Jamais.

212. D. Qu'appelle-t-on état hygrométrique?

R. C'est le rapport qui existe entre la quantité actuelle de vapeur d'eau que contient l'air et qu'il aurait s'il était complétement saturé à égale température.

213. D. Combien distingue-t-on de sortes d'hy-
gromètres ?

R. Il y a l'hygromètre à cheveu, l'hygromètre chimique, l'hygromètre à condensation et les hygroscopes.

214. D. Qu'appelle-t-on air humide, air sec ?

R. L'air est humide quand il est près du
point de saturation, il est sec quand il
en est loin.

215. D. Combien y a-t-il d'espèces de météores ?

R. Les météores lumineux, aqueux et aé-
riens.

216. D. Qu'est-ce que le verglas ?

R. C'est de la pluie qui s'évapore très-vite
à la surface de la terre froide.

217. D. Qu'est-ce qu'un nuage ?

R. C'est de la vapeur d'eau condensée qui
dépasse le point de saturation.

218. D. Quelles sont les causes de la chaleur ?

R. Il y a 1o des causes mécaniques, telles
que frottement, percussion, capillarité,
pression; 2o des causes chimiques; 3o des
causes physiques, et 4o des causes physiologiques.

219. D. Quelles sont les sources physiques de chaleur ?

R. La condensation de la vapeur, la solidification des liquides, le rayonnement des corps les plus chauds, l'électricité.

220. D. Quelles sont les causes physiques du froid ?

R. La dilatation des gaz ou leur raréfaction, l'évaporation des liquides, la fusion des solides, le rayonnement.

221. D. Quelles sont les causes chimiques de chaleur ?

R. Toutes les combinaisons chimiques et surtout la combustion qui a lieu par la fixation de l'oxygène.

222. D. Quel est la calorie d'un gramme de charbon brûlant dans l'oxygène ?

R. 8,100 calories.

223. D. Quel est la calorie de l'hydrogène ?

R. 34,540.

224. D. Quelle est la température moyenne de Paris et de Londres ?

R. La température moyenne de Paris est $10°\frac{8}{10}$; celle de Londres de $10°\frac{7}{10}$.

225. D. Quelle est la plus haute et la plus basse
température du globe?

R. La plus haute température observée à la
surface du globe a été de 47° à Esné en
Égypte, et la plus basse de 56° au-dessous de zéro à Fort-Reliance au nord de
l'Amérique, ce qui donne une différence
de 104 degrés entre la plus haute et la
plus basse température

226. D. Quelles ont été les températures les plus
hautes et les plus basses de Paris?

R. La plus haute température a été de 38°
en 1793, et la plus basse de 23° au-
dessous de zéro en 1798, 62 degrés de
différence.

227. D. Quelles sont les causes qui font varier
la température ?

R. C'est la latitude, l'altitude, l'exposition
des vents, la proximité de la mer.

228. D. Combien y a-t-il de sortes de vents?

R. Trois : 1° les vents réguliers, vents équa-
toriaux ou alizés ; 2° vents périodiques,
tels que la brise, le simoun, le mistral,
le mousson ; 3° les vents irréguliers.

229. D. Comment divise-t-on les climats ?

R. En climats chauds, climats tempérés et climats froids.

230. D. Quand il y a 2 arcs-en-ciel, comment sont dirigées les couleurs ?

R. L'intérieur, dont les couleurs sont plus vives, a le violet dirigé en bas et le rouge en haut, c'est le contraire pour l'arc-en-ciel extérieur.

231. D. De combien de kilomètres faut-il s'avancer vers le nord pour obtenir 1 degré de plus de froid ?

R. De 185 kilomètres, tandis qu'en altitude la température baisse d'un degré pour 181 mètres, elle est donc 1000 fois plus rapide en altitude qu'en latitude.

232. D. Comment construit-on les lignes isothermes ?

R. En joignant entre eux tous les points dont la température moyenne est la même ; les lignes que l'on obtient ainsi sont courbes ; la zone isotherme est l'espace compris entre deux lignes isother-

mes (les climats sont des zones isothermes).

233. D. Comment et avec quel instrument ap-
précie-t-on les sources chimiques de la
chaleur produites par la combustion ?

R. Au moyen du calorimètre de glace de
Lavoisier et du calorimètre à eau de
Rumford.

234. D. Quelle unité de chaleur prend-on dans
la calorimétrie ?

R. La quantité de chaleur nécessaire pour
élever de 1 degré la température de
1 kilogramme d'eau.

235. D. Donnez un exemple de calorimétrie par
rapport au carbone.

R. Un kilogramme de charbon pur en brûlant dans l'oxygène élève de 0 à 1 degré
7,295 kilogrammes d'eau, son calorique
de combustion est donc 7,295. L'on
pourra prendre tout aussi bien un kilogramme de n'importe quelle autre substance dont on voudrait connaître le calorique de combustion. Si l'on prend un
kilogramme d'hydrogène, qu'on le fasse

brûler par l'oxygène, il donnera 34,600 caloriques de combustion, etc.; aussi est-ce lui dont on se sert comme unité parce qu'il donne le calorique de combustion le plus considérable.

236. D. D'où provient la chaleur animale?

R. De la combustion de l'hydrogène et du carbone par l'oxygène de l'air; le siége de la combustion a lieu non-seulement dans les poumons, mais surtout dans les capillaires; l'acte physique d'endosmose et d'exosmose ou d'échange des gaz se fait dans les poumons, l'acte chimique dans les capillaires.

237. D. Dans quelles conditions la chaleur de l'animal augmente-t-elle?

R. C'est quand la quantité d'oxygène absorbée est plus grande et que la quantité d'acide carbonique exhalée est plus considérable, ce qui a lieu par le mouvement, l'alimentation et les milieux froids.

238. D. Dans quelles maladies la chaleur augmente-t-elle?

R. Elle augmente dans les maladies aiguës, et diminue dans les scrofules, la phthsie, etc.

239. D. Le sang artériel contient-il plus d'oxygène que le sang veineux ?

R. Oui.

240. D. Quels sont les aliments qui sont brûlés dans l'économie ?

R. 1° Le sucre ; 2° les matières grasses ; 3° les matières azotées, telles que la protéine, base des matières albuminoïdes ; les matières grasses sont celles qui donnent le plus de chaleur, parce qu'elles sont hydrocarbonées.

241. D. Quelle est la formule du sucre ? que devient-il en brûlant dans l'économie ?

R. La formule du sucre est $C12\ H12\ O12$; l'élément en brûlant donne $12\ HO.$ $12CO^2$, c'est-à-dire de l'eau et de l'acide carbonique ; de là, chaleur.

242. D. De quel instrument se sert-on pour mesurer la chaleur physiologique ?

R. Du thermomètre métastatique et des aiguilles thermo-électriques.

243. D. Quel est le plus froid, du cœur gauche
ou du cœur droit?

R. C'est le cœur gauche.

244. D. Quels sont les animaux qui ont la plus
haute température?

R. Les oiseaux, 40 à 43 degrés.

245. D. Qu'est-ce qu'un animal à sang froid?

R. C'est celui qui ne fait pas assez de chaleur pour ne pas subir l'influence des
milieux.

246. D. Quel est le reptile le plus chaud?

R. Le lézard. Le moins chaud est le crapaud; le poisson le plus chaud est le
brochet, le moins chaud est le volant.

247. D. A quelle température commence l'hibernation?

R. Quand la température descend à **8 degrés** au-dessous de 0.

248. D. Quelles sont les plus chaudes, des **veines**
ou des artères?

R. Claude Bernard a prouvé que c'étaient les
veines; les veines hépatiques sont le
point le plus chaud de l'économie.

249. D. Qu'arrive-t-il aux animaux qu'on met à
la diète ?

R. Ils maigrissent et conservent leur température jusqu'à ce qu'ils aient brûlé
toute leur graisse, et meurent quand ils
ont 14 degrés de moins que leur température normale.

250. D. La température reste-t-elle la même
quand un muscle est en repos ou qu'il
est en mouvement ?

R. La température s'élève quand un muscle
est en mouvement; 36° pendant le repos,
37° dans le mouvement; pendant le
sommeil, la température s'abaisse de
8 dixièmes de degré.

251. D. Quand fait-on plus de chaleur; est-ce en
été ou en hiver ?

R. C'est en hiver.

252. D. La température reste-t-elle la même à
tous les âges de la vie ?

R. Elle est plus basse aux deux extrémités
de la vie, enfance et vieillesse.

253. D. L'homme et la femme brûlent-ils la
même quantité de charbon ?

R. Non, la femme 8 grammes, l'homme 11 grammes.

254. D. Quelles sont les températures extrêmes que peuvent supporter les animaux ?

R. Leur température ne peut pas aller au delà de 7 au-dessus de leur température ordinaire, et plus bas que 14 au-dessous de leur température ordinaire.

255. D. Comment se fait le refroidissement chez les animaux ?

R. 1º Par l'évaporation cutanée et pulmonaire ; puisque l'eau emprunte pour passer à l'état de vapeur 540 calories au corps, il doit donc se refroidir ; 2º par le rayonnement ; 3º par contact et conductibilité des vêtements.

256. D. Qu'est-ce que l'électricité ?

R. C'est la propriété qu'acquièrent certains corps par le frottement d'attirer les objets légers, tels que le pendule électrique.

257. D. Qu'appelle-t-on substance idio-électique?

R. Ce sont les substances qui ont la propriété d'attirer les corps légers quand

on les frotte, tels que l'ambre, la résine,
le verre, etc.

258. D. Quels sont les corps anélectriques ?

R. Ce sont les corps qui n'ont pas cette
propriété : tels sont le charbon calciné,
les métaux, les corps humides ; ils sont
bons conducteurs de l'électricité, tandis
que les corps idio-électriques sont mauvais conducteurs.

259. D. Si l'on frotte un corps anélectrique, s'é-
lectrise-t-il ?

R. Oui, seulement l'électricité s'écoule dans
la main et le corps de celui qui frotte
le corps anélectrique, en sorte que l'électricité ne reste pas.

260. D. L'air atmosphérique sec est-il un bon
conducteur ?

R. Non.

261. D. L'électricité occupe-t-elle tout le corps ?

R. Non, elle n'occupe que la surface et là
elle forme une couche plus ou moins
épaisse et tend à se dégager. C'est cet
effort qu'on nomme tension électrique

qui est en raison de la proportion d'é-
lectricité.

262. D. Sur un corps ellipsoïde, où la tension
est-elle la plus forte ?

R. Aux deux extrémités. Sur les corps poin-
tus la tension électrique a son maximum
d'intensité à la pointe.

263. D. Les pointes ont-elles la propriété de
soutirer l'électricité ?

R. Non, elles laissent seulement s'écouler
l'électricité.

264. D. Comment prouve-t-on qu'il y a deux espèces d'électricité?

R. Si on approche d'un pendule électrique
un bâton de verre frotté, la boule de su-
reau est attirée, puis repoussée ; si on approche ensuite un bâton de résine frotté,
la boule est de nouveau attirée, puis repoussée et attirée de nouveau par la résine; de cette expérience Simmer a con-
clu qu'il existe deux fluides, l'un rési-
neux et l'autre vitré.

265. D. Quelle est la loi que l'on a tirée de là?

R. C'est que les électricités de même nom

se repoussent et que les électricités de
noms contraires s'attirent.

266. D. A quoi sont proportionnelles ces attrac-
tions et ces répulsions?

R. Aux quantités d'électricité, c'est-à-dire
à l'épaisseur de la couche ou de la tension, et en raison inverse du carré de la
distance.

267. D. Comment prouve-t-on que l'attraction et
la répulsion sont en raison inverse du
carré de la distance?

R. C'est au moyen de la balance de tension
ou de Coulomb.

268. D. Qu'arrive-t-il quand on frotte un corps,
du verre, avec du drap?

R. Le fluide neutre de ce corps est décomposé en 2 fluides égaux, dont l'un s'ac-
cumule sur le verre et l'autre sur le
drap.

269. D. Comment divise-t-on l'électricité?

R. En deux parties, l'électricité dynamique
ou de courant ou en mouvement, et
l'électricité statique ou de tension qui

demeure accumulée sur les corps où elle
fait effort, tension, pour se dégager.

270. D. Comment se produit l'électricité statique?

R. Par frottement sur les corps mauvais
conducteurs et par influence sur les corps
bons conducteurs.

271. D. Comment produit-on l'électricité, par
influence ou par induction?

R. En mettant un corps électrisé par frottement en présence d'un métal que l'on
fait d'autre part communiquer avec le
sol.

272. D. Comment est la charge par influence?

R. Elle est toujours de fluide de nom contraire à celle du corps influençant.

273. D. La quantité d'électricité du corps influençant et influencé est-elle la même?

R. Oui.

274. D. De l'air ou du soufre quel est celui qui
a le pouvoir inducteur le plus grand?

R. Le soufre, parce qu'il a un pouvoir dié-
lectrique plus grand.

275. D. Avec quel instrument indique-t-on la

présence de l'électricité statique, sa nature et sa tension?

R. Avec l'électroscope à paille, à feuille
d'or de Hanlay.

276. D. Avec quel instrument produit-on l'é-
lectricité?

R. Avec l'électrophore ou machine électrique de Volta, de Ramsden, de Verne.

277. D. Avec quel instrument accumule-t-on
l'electricité?

R. Avec les condensateurs d'Épinus, la
bouteille de Leyde, l'électromètre condensateur.

278. D. Que deviennent les feuilles d'or quand
on présente à l'électromètre un corps
électrisé de même nom?

R. Elles s'écartent. Si c'est de nom contraire,
elles se rapprochent; le degré d'écarte-
ment indique la tension électrique.

279. D. Quelle est la limite de la charge du condensateur d'Épinus?

R. C'est quand la tension du condensateur
est égale à la tension de la source électrique et quand la tension électrique

de chacun des plateaux métalliques l'emporte sur la résistance de la lame de verre qui les sépare, alors les fluides contraires se réunissent.

280. D. Comment charge-t-on un condensateur?

R. Il faut mettre l'une des armatures en rapport avec une source électrique et l'autre en rapport avec le sol.

281. D. Comment explique-t-on la deuxième décharge dans les bouteilles de Leyde?

R. Parce que le verre est mauvais conducteur et que l'électricité qui s'est accumulée sur lui a été reprise par les armatures métalliques.

282. D. Combien y a-t-il d'espèces de batteries?

R. Deux, les batteries verticales ou en cascades et les batteries horizontales.

283. D. Quels sont les effets de l'électricité statique?

R. 1º Effets physiologiques constitués par douleur et secousses musculaires; 2º effets chimiques, combinaisons des corps au moyen de l'eudiomètre; 3º effets lumineux; 4º effets caloriques; 5º effets

mécaniques; 6° effets magnétiques, qui
consistent en ce que la recomposition
des deux électricités aimante le fer.

284. D. En quoi les effets statiques diffèrent-ils
des effets dynamiques?

R. En ce que ces derniers sont continus,
tandis que les premiers sont momenta-
nés.

285. D. Comment sont électrisés les nuages et
l'atmosphère?

R. Ils sont électrisés positivement et le sol
négativement.

286. D. Combien le tonnerre parcourt-il de mètres à la seconde?

R. 340 mètres.

287. D. Quand le tonnerre s'entend au bout de
10 secondes, à quelle distance est-il?

R. Environ une lieue.

288. D. Quelle différence y a-t-il entre la foudre
et le tonnerre?

R. C'est que la foudre est la recombinaison
de l'électricité des nuages avec celle du
sol, tandis que le tonnerre est la recombinaison de l'électricité des nuages.

289. D. De quoi est formé l'aimant naturel?

R. C'est de l'oxyde noir de fer $Fe 3O^4$, oxyde magnétique.

290. D. Qu'appelle-t-on méridien magnétique ?

R. C'est le grand cercle qui passe par les pôles de l'aimant et dans la place duquel se trouve l'aiguille aimantée.

291. D. Qu'appelle-t-on déclinaison?

R. C'est l'angle que forme l'aiguille aimantée avec le méridien; elle était en 1580 de 11' orientale, en 1663 la déclinaison était nulle; depuis la déclinaison est devenue occidentale jusqu'en 1804; en 1860 la déclinaison orientale n'est plus que de 19.

292. D. N'y a-t-il que des déclinaisons séculaires ?

R. Non, il y a encore des déclinaisons diurnes qui sont plus fortes par les températures élevées.

293. D. Combien y a-t-il de boussoles?

R. Deux espèces, la boussole à déclinaison ou boussole à pivot, ou boussole marine.

Cette boussole est *horizontale* et la boussole d'inclinaison est *verticale.*

294. D. L'inclinaison existe-t-elle à l'équateur?

R. Non, les 2 pôles de l'aiguille sont à égale distance des 2 pôles, mais à mesure que l'on s'avance vers l'un des pôles magnétiques, le pôle de l'aiguille s'incline au-dessous ou au-dessus de l'horizon. Connaissant l'inclinaison, l'on connaît la latitude.

295. D. Quel est l'angle d'inclinaison à Paris?

R. 66 degrés.

296. D. A qui doit-on la découverte de l'électricité dynamique?

R. A Galvani, qui place la force électromotrice dans les nerfs chargés d'électricité positive et les muscles d'électricité négative.

297. D. Où Volta place-t-il la force électromotrice?

R. Dans l'arc métallique, à la soudure du zinc et du cuivre; l'électricité, pour lui, se recombine à travers les nerfs et les muscles.

298. D. Cette théorie est-elle vraie?

R. Non, la théorie du contact n'est pas vraie, l'électricité est due à l'action chimique des liquides sur les métaux.

299. D. Si l'on plonge une plaque de zinc dans de l'eau acidulée, que se passe-t-il?

R. Le zinc prend la tension négative, et l'eau acidulée la tension positive.

300. D. Qu'est-ce qu'une couple?

R. On donne le nom de couple à 2 métaux de nature contraire séparés par un acide.

301. D. Si le cuivre et le zinc sont plongés dans l'acide sulfurique, quel est celui qui jouera le rôle d'élément positif?

R. Ce sera le zinc parce qu'il est attaqué, le cuivre jouera le rôle d'élément négatif parce qu'il n'est pas attaqué.

302. D. Quelle tension prendra le cuivre?

R. La tension positive de l'acide et sera le pôle positif; le zinc prendra la tension négative de l'acide et sera le pôle négatif.

303. D. Comment marche le courant dans l'intérieur de la pile et à l'extérieur?

R. A l'intérieur, il va du pôle négatif au
pôle positif, et à l'extérieur, dans les
électrodes, du pôle positif au pôle négatif; c'est donc un circuit complet.

304. D. Comment peut-on renverser le courant?

R. Soit en changeant l'acide, soit en changeant les métaux; ainsi, si l'on a du plomb
et de l'étain au lieu de cuivre et de zinc,
ou bien si on a de l'acide nitrique au
lieu de l'acide sulfurique.

305. D. Combien y a-t-il d'espèces de piles?

R. Trois sortes : les piles voltaïques, les piles
hydro-électriques à courants constants
et les piles thermo-électriques.

306. D. Quelles sont les différentes formes de
piles?

R. Piles à auge, — piles à couronnes de
tasses, — pile en hélice de Hare, — pile
de Wollaston, — pile de Münch; — piles
sèches.

307. D. Comment rend-on le courant plus actif ?

R. On fait absorber l'hydrogène par l'acide azotique.

308. D. Quelles sont les piles à deux liquides et à courant constant?

R. La pile de Daniel, celle de Bunsen et celle de Grove.

309. D. En quoi le couple de Bunsen diffère-t-il de celui de Daniel?

R. C'est parce que dans le petit vase en terre poreuse de la pile de Bunsen, l'on met de l'acide nitrique avec du charbon au lieu d'acide sulfurique et du zinc, et dans le grand vase de verre l'on met de l'acide sulfurique étendu au lieu d'une dissolution de sulfate de cuivre.

310. D. En quoi la pile de Grove diffère-t-elle de la pile de Bunsen?

R. Parce que le charbon est remplacé par du platine.

311. D. Quelle est celle des piles qui offre le courant le plus constant?

R. C'est la pile de Daniel; mais les piles de Bunsen et de Grove donnent un courant plus intense, surtout celle de Bunsen, c'est celle qui est la plus employée.

312. **D.** Quelles sont les circonstances qui font varier l'intensité des courants?

R. L'électricité du courant dépend : 1º de l'électricité chimique ; 2º de la nature du fil métallique interpolaire ; 3º de la longueur du fil ; 4º de son diamètre : plus le fil est court et gros, plus l'électricité est grande.

313. **D.** Qu'est-ce qui offre le plus de résistance au courant, des solides ou des liquides?

R. Les liquides ; ils ont une résistance plusieurs centaines de millions de fois plus grande que les solides.

314. **D.** Quand emploie-t-on la disposition en série parallèle?

R. Quand on veut obtenir des effet physiques ; c'est ainsi que Desprez fondait le charbon.

315. **D.** Quelles sont les applications de l'électricité dynamique?

R. Effets magnétiques ou électro-magnétisme, galvanométrie, éclairage électrique, effets galvano-caustiques, électro-dynamiques, effets physiologiques ou électro-thérapie, effets chimiques ou galvanoplastie.

316. D. Quels sont les effets physiologiques de l'électricité dynamique?

R. Contractilité, sensibilité, coagulation du sang, brûlure.

317. D. Quels sont les effets dynamiques de l'électricité?

R. Sensibilité et contractions musculaires.

318. D. A quels moments les contractions musculaires et la sensibilité musculaire ont-elles lieu?

R. Au moment où on applique et au moment où on interrompt le courant.

319. D. Que faut-il préférer en thérapeutique, des courants interrompus ou des courants continus?

R. Les courants interrompus; l'on préfère aussi les courants d'induction aux courants de la pile, parce que les derniers produisent la désorganisation.

320. D. Quand on veut produire des effets dynamiques, comment faut-il que les piles soient disposées?

R. En série.

321. D. Si l'on applique le courant sur les racines antérieures du rachis, qu'arrive-t-il?

R. Il y a contraction; si c'est sur les racines postérieures, il y a douleur.

322. D. Si l'on a enlevé le nerf moteur d'un muscle, ce muscle peut-il se contracter?

R. Oui, en vertu de son irritabilité propre, et les contractions peuvent encore avoir lieu au bout de 2 à 3 jours.

323. D. Si on a empoisonné un animal par le curare ou la nicotine, les contractions ont-elles encore lieu?

R. Oui; mais si l'on avait empoisonné l'animal par la vératrine, les contractions n'auraient pas lieu.

324. D. Qu'arrive-t-il quand on électrise l'oreille ou l'œil?

R. L'oreille éprouve la sensation de bruits, l'œil voit comme des étincelles.

325. D. Comment produit-on la coagulation du sang ou bien la cautérisation?

R. Ce sera par des courants continus.

326. D. Qu'est-ce que l'électrolyse ?

R. C'est l'opération qui consiste à décomposer chimiquement les corps au moyen de l'électricité.

327. D. Si l'on soumet l'acide chlorhydrique à l'électricité, qu'arrive-t-il ?

R. Le chlore ira au pôle positif et l'hydrogène au pôle négatif; si c'est le chlorure de cuivre, le cuivre ira au pôle négatif, le chlore et l'oxygène au pôle positif; si c'est le sulfate de cuivre, l'acide sulfurique et l'oxygène iront au pôle positif et le cuivre au pôle négatif.

328. D. Si l'on soumet à l'électricité le sulfate de potasse hydraté, qu'arrive-t-il ?

R. Il y aura une action secondaire. D'abord, l'acide sulfurique et l'oxygène se rendront au pôle positif, le potassium se rendra au pôle négatif, puis il décomposera l'eau, s'emparera de son oxygène pour former de la potasse, et l'hydrogène se dégagera de ce pôle.

329. D. Qu'arrivera-t-il si c'est de l'acide phos-
phorique?

R. L'oxygène se rendra au pôle positif et le
phosphore au pôle négatif.

330. D. Qu'est-ce que l'électro-magnétisme?

R. C'est l'action des courants sur les aimants et réciproquement; ces découver-
tes sont dues à Hœrsted.

331. D. Qu'est-ce que l'électro-dynamie?

R. C'est l'action mutuelle des courants sur
les courants.

332. D. Quels sont les appareils fondés sur les
courants d'induction?

R. L'appareil de Clarke et la bobine de
Rumkorff.

333. D. Qu'est-ce que la galvanoplastie?

R. C'est l'art d'appliquer au moyen du gal-
vanisme un métal sur un autre métal,
ainsi de l'or sur de l'argent.

334. D. Quand se sert-on des couples rangées en
batteries?

R. Quand on veut produire des effets lumineux calorifiques galvano-caustiques.

335. D. Lorsqu'on fait passer un courant dans le

plan d'une aiguille aimantée, qu'arrive-t-il?

R. Elle se met en croix avec le courant.

336. D. De quel côté se dirige le pôle austral de l'aiguille?

R. Toujours à gauche du courant.

337. D. Qu'indique la déviation de l'aiguille aimantée?

R. La présence d'un courant, son intensité, sa direction.

338. D. Avec quels instruments mesure-t-on les courants même les plus faibles?

R. Avec le galvanomètre, le réomètre ou multiplicateur.

339. D. Qu'appelle-t-on aiguille astatique?

R. C'est une deuxième aiguille qui a les pôles tournés en sens contraire de celle qui est dedans le galvanomètre, afin de soustraire cette dernière à l'action magnétique de la terre.

40. D. Par qui a été découvert l'électro-dynamisme?

R. Par Ampère.

341. D. Si deux courants dont l'un et fixe et l'au-

mobile, marchent dans le même sens et parallèlement, qu'arrive-t-il?

R. Ils s'attirent; s'ils marchent en sens contraire, ils se repoussent; il en est de même si l'un des courants est fixe et rectiligne, et si l'autre est en spirale (un solénoïde).

342. D. Qu'est-ce donc qu'un aimant?

R. C'est un solénoïde dont les spires sont continues.

343. D. Comment se comportent les solénoïdes parcourues par des courants?

R. Tout à fait comme des aimants, soit par rapport à la terre, soit entre eux; ils aimantent le fer doux et jouissent de la propriété des électro-aimants, ils produisent des courants induits.

344. D. Qu'est-ce qu'un courant induit?

R. C'est un courant produit momentanément sur un fil métallique à l'état neutre, soit par l'influence d'un courant voltaïque, soit par l'influence d'un aimant. Le courant induit est inverse du courant inducteur au moment ou l'on établit le circuit, puis il cesse d'avoir lieu; puis quand on rompt le circuit, il se fait dans le même sens que le courant inducteur.

345. D. Comment constate-t-on les courants induits?

R. Au moyen d'un galvanomètre.

346. D. Quel est le courant induit le plus fort : est-ce celui du commencement quand on ferme le circuit ou celui de la fin quand on le rompt?

R. C'est le courant de la fin, quand on rompt le circuit; en un mot, c'est le courant direct.

347. D. Comment appelle-t-on les courants induits produits par la pile?

R. Courants volta-électriques et ceux produits par les aimants s'appellent magnético-électriques.

348. D. En quoi le courant induit magnético-électrique diffère-t-il des courants volta-électriques.

R. C'est 1° qu'il n'est plus produit par la pile mais par un barreau aimanté qu'on introduit dans une bobine; 2° c'est que la bobine, au lieu d'être recouverte par 2 fils, ne l'est que par un seul.

349. D. Qu'arrive-t-il au moment où l'on introduit le barreau aimanté dans la bobine?

R. Il y a un courant en sens inverse dans le fil, qui se manifeste par le galvanomètre, et au moment où l'on retire le barreau il y a un courant de sens direct dans le fil.

350. D. Qu'arriverait-il si, au lieu d'introduire l'aimant dans la bobine, on y mettait un barreau de fer doux, dont on approcherait un aimant?

R. L'aimant agirait par influence sur le fer doux, l'aimanterait, et celui-ci produirait un courant induit dans le fil qui remonterait chaque fois qu'on approcherait ou qu'on éloignerait l'aimant du fer doux.

351. D. Qu'appelle-t-on extra-courant?

R. C'est l'induction produite par un courant sur lui-même; l'extra-courant est plus fort que le courant principal parce que les spires des hélices en réagissant les unes sur les autres donnent au courant plus d'intensité.

352. D. Quels sont les appareils électro-médi-
caux dont on se sert en médecine?

R. Ils sont de deux sortes, les appareils
volta-électriques et les appareils magné-
to-électriques.

353. D. Quelle différence y a-t-il entre l'appareil
de Pixii et celui de Clarke?

R. Tous les deux sont des appareils magnético-électriques; mais dans l'appareil de
Pixii, c'est l'électro-aimant qui est fixe
et l'aimant qui est mobile, tandis que,
dans l'appareil de Clarke, c'est l'aimant
qui est fixe et l'électro-aimant qui est
mobile.

354. D. En quoi l'appareil d'induction de Rumkorff, diffère-t-il des autres appareils ?

R. La bobine est beaucoup plus forte, elle
est posée verticalement, entourée de
2 fils, l'un gros et l'autre fin, et les 2 fils
ne sont pas seulement entourés de soie
comme les appareils de Clarke, de Mot-
teuci et de Faraday, mais encore de *deux
couches de vernis à la gomme laque*, ce qui
produit l'isolement complet des spires et
leur fait jouer le rôle de condensateur.—

De plus elle est munie d'un marteau oscil-lant, qui sert à établir et à interrompre le courant. C'est la machine à induction la plus puissante; c'est elle qui produit la plus grande tension dans le courant induit; cet appareil merveilleux, qui est muni en outre d'un condensateur com-posé de feuilles d'étain et de soie qui sert à recueillir l'extra-courant à chaque interruption du courant inducteur, sert à produire des effets physiologiques, physiques, chimiques, qu'on ne peut ob-tenir avec d'autres appareils.

355. D. Quels sont les appareils électro-voltaïques appliqués à la médecine?

R. L'appareil de Duchêne, qui n'est autre que l'appareil de Rumkorff appliqué à la médecine; il y a ajouté un graduateur de l'intensité du courant inducteur; ce graduateur est une tige métallique que l'on fait mouvoir à volonté, selon que l'on veut augmenter ou diminuer l'intensité.

356. D. Quels sont les avantages des appareils électro-voltaïques et leurs inconvé-nients?

6.

R. L'avantage, c'est qu'on n'a pas besoin de tourner la manivelle; leur inconvénient, c'est qu'il faut charger la pile et qu'ils réclament des soins trop grands et qu'ils dégagent des vapeurs nitreuses.

357. D. Quels sont les avantages et les inconvénients des appareils électro-magnétiques de Pixii, Clarke, Lebreton et Gueeffe?

R. Leur avantage, c'est qu'on n'a pas besoin de pile, qu'ils réclament peu de soins, qu'ils ne répandent pas de vapeurs nitreuses ; leur inconvénient consiste en ce qu'on est obligé de tourner ou de faire tourner la manivelle.

358. D. Qu'appelle-t-on courants thermo-électriques?

R. Ce sont des courants électriques qui au lieu d'être produits, soit par le contact, soit par l'action chimique, sont produits par la chaleur appliquée sur la soudure de deux métaux différents ; l'on a fait d'après ce système des piles thermo-électriques formées de barreaux de bismuth et d'antimoine, soudés ensemble.

359. D. Dans les piles thermo-électriques comment marche le courant?

R. De la soudure chauffée à la soudure froide, et le courant est d'autant plus intense que la différence de température est plus grande.

360. D. Quelles sont les deux théories sur la lumière?

R. 1° La théorie de l'émission, qui consiste à considérer que la lumière est produite par l'émission de particules lumineuses qui s'échappent des corps lumineux et viennent frapper notre rétine; la théorie de l'émission est due à Newton. 2° La théorie des vibrations ou des ondulations attribue la lumière à la vibration de l'éther qui est répandu dans tout l'univers; cette théorie est appelée aussi théorie de l'ondulation, parce que par elle on s'expplique que la lumière vient frapper la rétine au moyen des ondulations de l'éther comme le son vient frapper le tympan au moyen des ondulations de l'air; cette théorie est due à Descartes.

361. D. Comment se propage la lumière dans un milieu homogène?

R. Elle se propage en ligne droite.

362. D. Comment sont les images produites par les petites ouvertures?

R. Si on reçoit les rayons qui pénètrent par une petite ouverture, dans une chambre noire, les images sont renversées, mais leur forme est semblable à celle des objets extérieurs.

363. D. Quelle est la vitesse de la propagation de la lumière?

R. 77,000 lieues par seconde.

364. D. Quelles sont les lois de l'intensité de la lumière?

R. 1° L'intensité de la lumière est en raison inverse du carré de la distance à la source lumineuse. 2° L'intensité de la lumière reçue obliquement est proportionnelle au sinus de l'angle que font les rayons lumineux avec la surface éclairée.

365. D. Qu'est-ce qu'un photomètre?

R. C'est un instrument destiné à mesurer les intensités relatives de deux lumières.

366. D. Quelles sont les lois de la réflexion de la lumière ?

R. 1° L'angle d'incidence est égal à l'angle de réflexion ; 2° le rayon incident et le rayon réfléchi sont dans un même plan perpendiculaire à la surface réfléchissante ; 3° il faut que le rayon incident tombe obliquement.

367. D. Comment se forment les images dans les miroirs plans ?

R. L'image d'un point quelconque de l'objet se fait derrière le miroir, sur une perpendiculaire abaissée de ce point sur le miroir et à une distance égale à celle du point donné.

368. D. Qu'arrive-t-il quand un rayon tombe perpendiculairement sur une surface réfléchissante ?

R. Il est réfléchi sur lui-même ; il n'y aura dans ce cas ni angle d'incidence ni angle de réflexion.

369. D. Qu'appelle-t-on angle incident ?

R. C'est l'angle formé par le rayon incident et la perpendiculaire ou normale élevée sur le miroir au point d'incidence.

370. **D.** Quelles sont les propriétés des miroirs plans ?

R. 1º Ils sont divergents, c'est-à-dire que les rayons lumineux qu'ils réfléchissent vont en s'écartant de plus en plus à mesure qu'ils s'éloignent; ce fait résulte de l'égalité des angles réfléchis incidents. 2º L'image est de même grandeur que l'objet. 3º L'image est symétrique avec l'objet. 4º L'image est droite. 5º Elle est virtuelle.

371. **D.** Qu'est-ce qu'une image virtuelle et une image réelle ?

R. L'image virtuelle est une image qui est perceptible à l'œil, mais qu'on ne peut mettre sur un écran. — L'image réelle peut se recueillir sur un écran.

372. **D.** A quelle image donnent lieu les rayons quand, après avoir été réfléchis sur un miroir plan, ils sont divergents ou convergents ?

R. S'ils sont divergents, ils donnent lieu à une image virtuelle qui se forme en un point situé derrière le miroir, sur le prolongement du rayon réfléchi et à la rencontre avec la perpendiculaire abaissée de l'objet sur le miroir. S'ils sont convergents, ils donnent lieu à une image réelle, située en avant du miroir et sur les rayons réfléchis eux-mêmes.

373. D. Pourquoi ne donne-t-on qu'une certaine épaisseur aux miroirs?

R. C'est parce que, quand ils sont très-épais, ils donnent lieu à des images doubles.

374. D. Qu'est-ce qu'un miroir sphérique et combien y en a-t-il d'espèces?

R. Un miroir sphérique est celui dont la courbure est celle d'une sphère.—On en distingue deux espèces, les miroirs sphériques convexes et les concaves.

375. D. Qu'appelle-t-on 1º centre géométrique ou de courbure ; 2º centre de figure ou optique; 3º axe principal; 4º axe secondaire?

R. 1º Le centre géométrique ou de courbure est le centre de la sphère à laquelle appartient le miroir; 2º le centre de figure ou optique est le sommet et du miroir; 3º l'axe principal est la ligne qui passe par le centre de courbure et de figure ; 4º l'axe secondaire est toute ligne qui passe par le centre de courbure et qui tombe ailleurs qu'au centre optique.

376. **D.** 1º Qu'appelle-t-on normale. 2º ouverture du miroir?

R. 1º Normale est la perpendiculaire qui joint le point d'incidence d'un rayon incident au centre géométrique; 2º l'ouverture d'un miroir, c'est l'angle que l'on obtient en joignant les bords du miroir au centre de courbure.

377. **D.** Qu'est-ce que le foyer principal d'un miroir?

R. C'est un point de l'axe principal qui est à égale distance des centres optiques et géométriques et où viennent converger tous les rayons lumineux tombés parallèlement à l'axe principal et venant de l'infini.

378. **D.** Qu'arrive-t-il si l'on place un objet lumineux au foyer principal d'un miroir concave?

R. Tous les rayons prennent après réflexion une direction parallèle à l'axe principal, les angles de réflexion étant devenus des angles d'incidence.

379. D. Qu'arrive-t-il si les rayons lumineux incidents ne sont plus parallèles mais divergents, et que l'objet soit situé sur l'axe principal au delà du centre de courbure?

R. Le rayon incident, après s'être réfléchi, rencontrera l'axe principal en un point situé entre le centre de courbure et le foyer principal; ce point est appelé foyer conjugué.

380. D. Qu'est-ce que c'est donc que le foyer conjugué?

R. C'est celui qui est situé entre le foyer principal et le centre géométrique. — Il est conjugué parce que si l'on approche ou qu'on éloigne l'objet du centre géométrique, le foyer conjugué s'en approche ou s'en éloigne avec lui.

381. D. Qu'arrivera-t-il si l'objet est placé au centre géométrique?

R. Le foyer coïncide avec l'objet; le rayon réfléchi revenant sur lui-même, il ne peut y avoir d'image.

382. D. Qu'arrive-t-il si l'objet lumineux est placé en deçà du centre géométrique, c'est-à-dire entre ce point et le foyer principal?

R. Le foyer conjugué passe de l'autre côté du centre et s'en éloigne à mesure que le point lumineux s'approche du foyer principal.

383. D. Qu'arrive-t-il si l'on place le point lumineux au foyer principal ?

R. Il n'y a plus de foyer, parce que les rayons réfléchis d'un miroir concave sont parallèles.

384. D. Dans quels cas le miroir concave donne-t-il des foyers virtuels ?

R. C'est le cas où l'objet lumineux est placé entre le centre de figure et le foyer principal.

385. D. Qu'arriverait-il si au lieu d'être placé sur l'axe principal, le point lumineux était placé sur un axe secondaire du miroir concave ?

R. Le foyer ne se ferait plus sur l'axe principal mais sur la ligne qui joint le point lumineux au centre de courbure, c'est-à-dire sur l'axe secondaire de ce point, et dans ce cas le foyer peut être soit principal, soit conjugué, soit virtuel, suivant la distance du point lumineux.

386. D. Dans quel cas l'image est-elle réelle dans les miroirs concaves ?

R. Toutes les fois que l'objet est entre le foyer principal et le centre de courbure ou bien lorsque l'objet est situé au delà du centre de courbure.

387. D. Comment est l'image quand l'objet est situé au delà du centre de courbure d'un miroir concave et sur l'axe principal?

R. Elle est réelle, renversée et plus petite que l'objet.

388. D. Comment est l'image quand l'objet est situé entre le foyer principal et le centre de figure?

R. L'image est réelle, renversée et plus grande que l'objet.

389. D. Dans quel cas le miroir concave ne donne-t-il plus l'image de l'objet?

R. C'est quand l'objet est placé au foyer principal.

390. D. Dans quel cas le miroir concave produit-il des images virtuelles plus grandes ou plus petites que l'objet?

R. Quand l'objet est situé entre le foyer

principal et le miroir. L'image virtuelle est d'autant plus grande que l'objet est plus près du foyer et d'autant plus petite que l'objet est plus près du miroir.

391. D. Comment sont les images et les foyers dans les miroirs convexes ?

R. Les images sont virtuelles, droites et plus petites que l'objet et tous les foyers sont virtuels.

392. D. Comment détermine-t-on le foyer principal et le centre géométrique dans un miroir concave ?

R. Pour trouver le foyer principal on expose le miroir concave aux rayons solaires, de manière que l'axe principal leur soit parallèle, puis, à l'aide d'un écran on cherche le lieu où l'image offre le plus d'intensité et c'est là le foyer principal ; que l'on double la distance du foyer principal au miroir, l'on a le centre de courbure du miroir.

393. D. Qu'est-ce que la réfraction ?

R. C'est la déviation que subissent les rayons lumineux en traversant des milieux transparents de nature non homogène.

394. D. Quelles sont les lois de Descartes sur la réfraction ?

R. 1º Le sinus de l'angle d'incidence et de réfraction sont dans un rapport constant pour deux mêmes milieux quelle que soit l'obliquité du rayon incident ; 2º le rayon incident et le rayon réfracté sont dans un même plan perpendiculaire à la surface qui sépare les deux milieux.

395. D. Dans quel cas le rayon incident n'est-il pas réfracté ?

R. Toutes les fois qu'il se présente perpendiculairement, il traverse sans être dévié ni réfracté.

396. D. Qu'appelle-t-on milieu réfringent ?

R. C'est le milieu dans lequel le rayon lumineux se rapproche le plus de la normale ; c'est ainsi qu'un rayon en passant de l'air dans l'eau se rapproche de la normale et l'eau est dite un milieu réfringent par rapport à l'air.

397. D. Toute la lumière du rayon incident est-elle réfractée ?

R. Non, il n'y a qu'une partie de la lumière incidente qui soit réfractée, l'autre partie est réfléchie à la surface qui sépare les deux milieux.

398. D. Quand y a-t-il réfraction simple ; quand y a-t-il réfraction double ?

R. Il y a réfraction simple dans les milieux non cristallisés, tels que le verre ordinaire, les liquides, l'air ; il y a réfraction double dans les milieux cristallisés, tels que le gypse, le spath d'Islande.

399. D. A quoi est proportionnelle l'intensité du pouvoir réfringent ?

R. Elle est proportionnelle à la densité et à la combustibilité des corps ; c'est ainsi que l'hydrogène est plus réfringent que l'azote parce qu'il est plus combustible.

400. D. D'où dépend la réfraction ?

R. De la vitesse relative de la lumière dans les deux milieux ; le milieu le plus réfringent est celui où la vitesse de propagation de la lumière est moindre.

401. D. 1° Qu'appelle-t-on sinus ? 2° qu'est-ce que l'indice de réfraction ?

R. 1° Le sinus est la ligne perpendiculaire abaissée du rayon incident ou du rayon réfracté sur la normale. 2° L'indice est

le rapport des sinus des angles d'incidence et de réfraction. Quand la lumière
passe de l'air dans l'eau, cet indice est
égal à $\frac{4}{3}$; si c'est de l'eau dans l'air, l'indice de réfraction est $\frac{3}{4}$; dans ce cas l'angle de réfraction est plus grand que
l'angle d'incidence.

402. D. Qu'est-ce donc qu'un angle limite ?

R. C'est un angle incident tel que s'il était
plus grand il n'y aurait plus réfraction
mais réflexion. Lorsqu'un rayon passe
d'un milieu plus dense dans un milieu
moins dense ou moins réfringent, il s'é-
carte de la normale ; or il peut arriver
dans ce cas que si le rayon incident est
très-oblique à la surface de l'eau, le
rayon réfracté sorte parallèlement en
glissant et sans pénétrer et en faisant
un angle droit avec la normale ; *le sinus
de l'angle d'incidence* qui aura produit
cet angle droit de réfraction est appelé
sinus de l'angle limite, parce que si cet
angle était encore plus grand il n'y aurait plus de réfraction mais réflexion to
tale.

403. D. Combien faut-il de degrés à l'angle d'incidence pour qu'il y ait réflexion totale?

R. Plus de 48° dans l'eau, plus de 42° dans
le verre, en moyenne plus de 45°.

404. D. Quelles sont les lois de la réflexion totale ?

R. Lès mêmes que celles de la réflexion ordinaire.

405. D. Quelle est la loi de la réfraction dans les
milieux transparents et parallèles ?

R. Le rayon incident et le rayon émergent
sont parallèles.

406. D. Qu'arrive-t-il à un rayon qui traverse un
prisme?

R. Tout rayon qui traverse un prisme est
dévié vers sa base et décrit une courbe
brisée dont la convexité regarde l'angle
réfrigent et la concavité est la base du
prisme.

407. D. Comment sont les images que l'on voit
à travers les prismes ?

R. Ces images sont toujours virtuelles et
relevées vers le sommet.

408. D. Quand le minimum d'inclinaison a-t-il
lieu ?

R. Cette déviation minimum a lieu lorsque les angles d'incidence et d'émergence sont égaux.

409. D. Qu'appelle-t-on dispersion de la lumière ?

R. C'est la dilatation et la coloration qu'éprouvent les faisceaux de lumière en traversant un milieu réfringent de manière à produire un spectre.

410. D. Toutes les substances ont-elles le même pouvoir dispersif?

R. Non, le flint-glass donne un spectre bien plus allongé que le crown-glass; le pouvoir dispersif de l'eau est très-faible.

411. D. Quand on a décomposé la lumière blanche en ses sept rayons primitifs, peut-on ensuite décomposer chacun de ces rayons ?

R. Non. Chacune des couleurs que donne le spectre solaire est indécomposable au prisme, elle est simple et ne peut donner une autre nuance.

412. D. Comment fait-on la synthèse de la lumière blanche?

7.

R. L'on place derrière le prisme analyseur un prisme recomposant de même angle que le premier, dont la base soit en haut et le sommet en bas, et dont les faces soient parallèles au précédent. Tous les rayons qui forment le spectre solaire étant ramenés au parallélisme la lumière blanche est reconstituée. On reproduirait encore le même effet si on réunissait à l'aide d'une lentille ou d'un miroir concave tous les rayons du spectre sur un même point.

413. D. Pourquoi les couleurs du spectre sont-elles séparées ?

R. Parce qu'elles n'ont pas tous la même réfrangibilité.

414. D. Nommez les sept couleurs primitives en commençant par la plus réfrangible.

R. Violet, indigo, bleu, vert, jaune, orangé, rouge ; le violet est la couleur la plus réfrangible, le rouge est celle qui l'est le moins.

415. D. Qu'appelle-t-on couleurs complémentaires ?

R. Ce sont les couleurs qui réunies à d'autres forment le blanc ; pour faire du blanc il ne faut que 3 couleurs , jaune, rouge et bleu, les autres couleurs ne sont donc qu'intermédiaires ; l'orangé est du jaune rouge, il n'est donc qu'intermédiaire du jaune et du rouge ; le vert qui se trouve entre·le jaune et le bleu est intermédiaire, et le violet qui se trouve entre le bleu et le rouge est leur intermédiaire.

416. D. Pour Newton les objets avaient-ils une couleur propre ?

R. Non. Leur couleur ne dépend que de leur pouvoir réfléchissant pour les différentes couleurs simples. Ceux qui les réfléchissent toutes sont blancs ; ceux qui n'en réfléchissent aucune sont noirs ; les corps ne sont donc pas colorés par eux-mêmes, mais par l'espèce de lumière qu'ils réfléchissent.

417. D. Quelles sont les propriétés du jaune, du bleu et du rouge ?

R. Le rouge a surtout des propriétés calorifiques, le jaune des propriétés éclai-

rantes, le bleu des propriétés électro-
chimiques.

418. D. Quelle est la couleur qui a le moins de
propriétés calorifiques et éclairantes ?

R. Le violet.

419. D. De quelle couleur est l'étincelle électrique ?

R. Elle est violette et c'est pour cela que le
violet jouit surtout des propriétés électriques et chimiques.

420. D. Qu'est-ce que les rayons phosphorogéniques et les rayons continuateurs ?

R. Les rayons phosphorogéniques sont des
rayons qui ont la propriété de rendre
certains corps, tels que le sulfure de potassium et le barium, phosphorescents
dans l'obscurité, lorsqu'ils ont été exposés
quelque temps à la lumière solaire ; les
rayons phosphorogéniques sont ceux
qui s'étendent depuis l'indigo jusqu'au
violet et au delà ; — et les rayons *continuateurs* sont des rayons qui ne déterminent pas d'action chimique mais qui
la continuent quand elle est commen-
cée.

421. **D.** Qu'est-ce qu'un corps diathermane et un corps diaphane ?

R. Les corps diaphanes sont ceux qui laissent passer la lumière, — les corps diathermanes ceux qui laissent passer les rayons calorifiques, ainsi le sulfate de cuivre.

422. **D.** Les milieux de l'œil sont-ils diathermanes ?

R. Non. Ils sont très-peu diathermanes ; ainsi la cornée absorbe les $\frac{2}{3}$ des rayons calorifiques ; quant aux $\frac{2}{3}$ du $\frac{1}{3}$ qui reste, ils sont absorbés par l'humeur aqueuse.

423. **D.** Les milieux de l'œil se laissent-ils traverser par les rayons chimiques et électriques ?

R. Non, l'humeur aqueuse les arrête et les absorbe.

424. **D.** Quels sont les corps fluorescents ?

R. Le sulfate de quinine, le sulfate de barite, le verre de Durham.....

425. **D.** Quels sont les rayons dont les vibrations sont les plus rapides ?

R. Ce sont les rayons violets ou chimiques,

puis ensuite les rayons rouges ou lumineux et enfin les moins rapides sont les rayons rouges.

426. D. Qu'est-ce que M. Tyndal appelle calorescence?

R. C'est l'action des rayons sombres sur le platine, cette action rend ce corps lumineux.

427. D. Que faut-il pour rendre les rayons chimiques visibles?

R. Il faut diminuer leur vitesse de vibration et pour cela il faut interposer un écran renfermant une dissolution de sulfate de quinine.

428. D. Avec quel instrument analyse-t-on les métaux?

R. Avec le spectroscope électrique.

429. D. Comment distingue-t-on les métaux les uns des autres avec le spectroscope?

R. D'après 3 choses : 1º le nombre des raies ; 2º la couleur des raies; 3º la place et l'ordre qu'elles occupent.

430. D. D'où viennent les raies noires que l'on découvre dans le spectre solaire avec le spectroscope électrique ?

R. Elles proviennent de ce que le soleil ne
contient pas toutes les substances dont
la réunion donne la lumière continue.
En effet le soleil ne contient ni or, ni argent, ni plomb, ni antimoine, ni étain,
ni aluminium, ni strontium, par conséquent la lumière que donnent ces corps
fait défaut dans le spectre ; de là les lignes noires. Le soleil, contenant du fer,
du cuivre, du sodium, les points qui cor-
respondent à ces métaux sont très-bien
éclairés.

431. D. Combien l'analyse spectrale du sodium
donne-t-elle de raies et quel est leur
couleur ?

R. Le sodium donne à l'analyse spectrale
2 raies jaunes, et si le sodium vient
à manquer, il y a à la place 2 raies
noires.

432. D. Comment analyse-t-on les mtaux al-
calins volatilisables dans l'hydrogène?

R. On se sert de la lampe à hydrogène, on
plonge un fil de platine dans de la soude,
on le met dans la flamme de l'hydrogène et l'on voit 2 raies jaunes avec le

spectroscope. Si c'est dans le littium l'on voit une raie jaune et une raie rouge; si c'est dans le potassium, l'on voit 4 raies rouges, une jaune et une bleue.

433. D. Quels sont les corps nouveaux que l'on a trouvés dans le potassium avec le spectroscope?

R. 2 corps nouveaux, le rubidium et le césium.

434. D. Comment analyse-t-on les métaux qui ne sont pas volatils, tels que l'or, l'argent, le platine.

R. L'on remplace la lampe à hydrogène par 2 pointes faites en métal que l'on veut analyser et l'on fait passer un courant électrique : si l'on a affaire à de l'argent les raies du spectre seront vertes.

435. D. Qu'est-ce qu'une lentille biconvexe; qu'est-ce qu'une lentille biconcave?

R. Ce sont, pour la première, des prismes adossés par leurs bases, tandis que pour la lentille biconcave, ce sont des prismes adossés par leurs sommets.

436. D. 1° Qu'est-ce que le foyer principal; 2° le

foyer conjugué ; 3o le foyer virtuel d'une lentille biconvexe?

R. 1o Le foyer principal d'une lentille biconvexe, c'est le point de l'axe où viennent converger après leur réfraction tous les rayons lumineux qui tombent sur la lentille parallèlement à son axe et qui viennent de l'infini ; 2o le foyer conjugué est celui qui a lieu quand l'objet lumineux est situé sur l'axe principal en un point situé en dehors du foyer principal; plus ce point est près du foyer principal, plus le foyer conjugué qui se fait de l'autre côté de la lentille s'éloigne de la lentille et réciproquement ; 3o le foyer virtuel se fait quand le point lumineux est placé entre le foyer principal et la lentille.

437. D. Dans quels cas les images réelles se forment-elles dans les lentilles biconvexes et comment sont ces images?

R. Les images réelles ont lieu lorsque l'objet est placé au delà du foyer principal ; elles sont renversées et selon leur distance du foyer elles seront plus grandes ou plus petites que l'objet ; aussi plus l'objet sera près du foyer, plus l'image sera éloignée de la lentille et plus grande réciproquement.

438. D. Dans quels cas les images virtuelles se forment-elles dans les lentilles convexes et comment sont ces images ?

R. Les images virtuelles se forment dans les lentilles convexes quand l'objet est placé entre le foyer principal et la lentille ; elles sont droites et toujours amplifiées et placées de même côté que l'objet.

439. D. 1º Qu'appelle-t-on centre géométrique ou de courbure de la lentille ; 2º qu'appelle-t-on centre optique ?

R. 1º Le centre géométrique d'une lentille est le point descriptif de la courbure ; 2º le centre optique est un point situé à égale distance des deux bords et des deux extrémités de la lentille.

440. D. Quelle est la propriété du centre optique ?

R. C'est de ne faire dévier aucun rayon

qui le traverse, en sorte que le rayonnement est parallèle au rayon incident.

441. D. 1º Qu'est-ce que l'axe principal d'une
lentille biconvexe; 2º qu'est-ce que l'axe
secondaire ?

R. 1º L'axe principal c'est la droite indéfinie qui passe par les 2 centres de courbure; 2º l'axe secondaire est le rayon
lumineux qui passe par le centre optique, mais qui ne passe pas par le centre
géométrique.

442. D. Quelles sont les images et les foyers que
donnent les lentilles biconcaves ?

R. Elles ne donnent que des foyers virtuels
et des images droites, virtuelles et plus
petites.

443. D. Qu'est-ce que le microscope simple ou
loupe, et comment est son image ?

R. Le microscope simple est une simple
lentille biconvexe ou loupe à court foyer
destiné à donner une image virtuelle
droite et agrandie des objets; donc la
condition pour voir à la loupe, c'est que
les objets soient placés moins loin que
le foyer.

444. D. Qu'est-ce que le microscope composé ou
ordinaire ?

R. C'est un instrument grossissant, formé
de deux lentilles biconvexes ; l'une,
l'objectif, qui donne une image réelle
agrandie ; l'autre, nommée l'oculaire,
sur laquelle on applique l'œil et qui fait
fonction de loupe sur l'image donnée
par l'objectif.

445. D. Quelles sont les conditions pour voir
avec le microscope composé ou ordinaire ?

R. 1° L'objectif devant donner une image
réelle, il faut que que le porte-objet
soit placé au delà du foyer, entre le
foyer et le centre géométrique ; 2° l'oculaire faisant fonction de loupe, et par conséquent donnant une image virtuelle,
il faut que l'image tombe entre la lentille et son foyer principal.

446. D. Comment sont les deux images que l'on
voit avec l'objectif et l'oculaire ?

R. L'image que donne l'objectif est réelle,
renversée et agrandie ; l'image que donne
l'oculaire est virtuelle, droite par rap-

port à la première et amplifiée de nouveau.

447. D. Comment mesure-t-on le grossissement
d'un microscope composé ?

R. On se sert du micromètre qui donne le
grossissement de l'objectif et de l'oculaire, et l'on multiplie ces grossisse-
ments l'un par l'autre.

448. D. Qu'est-ce que le micromètre ?

R. C'est une petite plaque en verre, sur laquelle on a tracé avec un diamant des
raies parallèles qui sont à $\frac{1}{10}$ de millimètre de distance ; on place le micromètre devant le microscope.

449. D. Comment se fait le redressement des
images dans les microscopes ?

R. En interposant entre l'objectif et l'oculaire une lentille biconvexe à travers
laquelle l'image formée par l'objectif
fait à son tour son image réelle et
renversée.

450. D. Comment corrige-t-on l'aberration de
sphéricité ?

R. En ne laissant pénétrer dans le verre,

au moyen d'un écran, que les rayons voisins de l'axe.

451. D. Comment corrige-t-on l'aberration de réfrangibilité ?

R. En combinant des lentilles dont les angles réfringents sont différents et qui sont formées de substances inégalement dispersives ; cette combinaison empêchant la dispersion de la lumière, s'appelle achromatisme.

452. D. En quoi consiste la lunette astronomique ?

R. C'est un véritable microscope composé dont l'objectif a un foyer très-long, et l'oculaire a un foyer très-court.

453. D. Qu'est-ce que la lunette terrestre ?

R. C'est une lunette astronomique qui a un système de lentilles redressantes dans le milieu.

454. D. Qu'est-ce que la lunette de Galilée, ou de spectacle, ou jumelle ?

R. C'est une lunette qui a un objectif convexe et convergent, et un oculaire concave et divergent ; l'oculaire est placé entre l'objectif et son foyer principal, et il a pour but de donner une image agrandie, redressée et virtuelle de l'objet qui paraît grossi et rapproché.

455. D. Quelle différence y a-t-il entre un télescope de Newton et une lunette astronomique ?

R. C'est que le télescope combine la propriété des miroirs réfléchissants aux propriétés des lentilles ou corps réfringents ; du reste la lunette et le télescope servent l'un et l'autre à regarder les astres et à produire des images très-amplifiées.

456. D. Qu'est-ce que la chambre claire Damici ?

R. C'est un prisme à angle droit opposé à l'hypothénuse ; la lumière en pénétrant dans ce prisme se réfléchit sur son hypothénuse et est reçue par réflexion sur un miroir qui donne une image virtuelle de l'objet. Cet appareil sert à prendre l'image fidèle des paysages et des monuments.

457. D. Qu'est-ce que la chambre noire ?

R. C'est une boîte qui ne reçoit la lumière
que par une petite ouverture dans laquelle est fixée une lentille biconvexe
et qui donne l'image réelle renversée
des objets extérieurs.

458. D. Qu'est-ce que l'aberration de sphéricité
par réflexion ?

R. Quand l'ouverture d'un miroir est d'une
certaine étendue, les rayons réfléchis,
au lieu de concourir dans un point
du foyer principal, concourent sur des
points différents, de là il y a défaut
de netteté dans les images.

459. D. Qu'est-ce que l'aberration de sphéricité
par réfraction ?

R. Quand l'ouverture d'une lentille est trop
grande, dépasse de 10 à 12°, les rayons
qui traversent la lentille au bord ont
leur point de concours plus près du
foyer principal que ceux qui passent par
le centre, ce qui nuit à la netteté des
images. On parvient à détruire cette
aberration en combinant des loupes de
courbures convenables.

460. D. De quoi est composée une lanterne magique ?

R. D'un réflecteur concave, au foyer duquel on place une lampe, les rayons sortent parallèlement et sont ensuite concentrés par une lentille de manière à leur donner une grande puissance d'éclairage ; les objets sont placés éntre cette lentille et une seconde lentille qui a la propriété de les grossir ; mais comme les images sont renversées, on les redresse en plaçant le verre peint de manière que les dessins soient renversés.

461. D. En quoi le microscope solaire diffère-t-il de la lanterne magique ?

R. En ce qu'au lieu de l'éclairer avec une lampe on l'éclaire avec le soleil.

462. D. En quoi le microscope photoélectrique diffère-t-il de la lanterne magique ?

R. En ce que l'éclairage est fourni par deux charbons rougis par une pile.

463. D. Qu'est-ce que le laryngoscope ; comment est-il construit ?

R. La gorge étant obscure, il était impossible de voir l'état des parties malades ;

l'on eut d'abord l'idée d'introduire dans l'arrière-bouche un petit miroir comme en ont les dentistes. Ce miroir représentait l'intérieur de la gorge, mais ne l'éclairait pas ; on se servit alors d'un miroir concave ou réflecteur que l'on éclaira avec une lampe et qui permit de voir l'image que reflétait le petit miroir ; puis ensuite l'on se servit d'une loupe pour grossir l'image ; enfin, on ajouta une loupe au grand miroir pour concentrer les rayons, si bien que le laryngoscope agit tout à fait comme une lanterne magique.

464. D. Pourquoi dit-on que l'œil est une chambre noire ?

R. Parce que la pupille joue le rôle d'ouverture, le cristallin le rôle de lentille convergente, et la rétine le rôle d'écran sur lequel l'image va se peindre.

465. D. A quoi sert l'iris ?

R. Il sert à régler la quantité de lumière qui doit pénétrer dans l'œil ; il sert aussi à corriger l'aberration de sphéricité en empêchant les rayons margi-

naux de traverser les bords du cristallin et joue le rôle de diaphragme par
rapport à l'œil et par rapport au cristallin.

466. **D.** Où est placé le centre optique de l'œil?

R. Les uns le placent dans le cristallin, les
autres dans l'humeur vitrée.

467. **D.** Quel est l'axe optique de l'œil?

R. C'est la droite qui passe par le centre du
cristallin et de la pupille et par le centre
optique.

468. **D.** Qu'est-ce que l'angle optique?

R. C'est l'angle formé par la rencontre des
axes optiques des deux yeux quand ils
sont dirigés vers un même point; il sert
à faire connaître la *distance des objets*; cet
angle est d'autant plus petit que les objets sont plus éloignés; cet angle optique a lieu par le concours des deux
yeux.

469. **D.** Qu'est-ce que l'angle visuel?

R. C'est celui qui est formé par les axes se-
condaires, menés des extrémités de l'objet au centre optique du cristallin. Cet
angle décroît avec la distance de l'objet

et les objets paraissent d'autant plus pe-
tits que l'objet est plus éloigné; enfin à
distance égale l'angle visuel est d'autant
plus grand que l'objet est plus grand, il
nous fait donc connaître la grosseur et la
grandeur des objets; cet angle se fait par
le concours d'un seul œil.

470. D. Quelle est la marche des rayons lumineux dans l'œil?

R. L'œil étant convergent, tous les rayons
convergent vers l'axe principal depuis
leur entrée dans le cristallin jusqu'à la
rétine et ils se rapprochent de la normale;
cependant, quand ils passent du cristallin
dans l'humeur vitrée, comme ils passent
d'un milieu plus dense dans un milieu
moins dense, ils s'écartent de la normale, quoiqu'ils se rapprochent toujours
de l'axe.

471. D. Comment les objets se peignent-ils sur
la rétine?

R. Leur image est renversée, mais l'habi-
tude nous les fait redresser.

472. D. Comment se fait-il que nous voyions les
objets simples et non doubles?

R. Parce qu'il y a superposition des deux impressions, ce qui donne une impression unique; on le prouve en regardant avec un œil un disque rouge, avec l'autre un disque vert; l'on voit un disque blanc, les deux sensations se sont donc superposées.

473. D. Qu'est-ce que l'aberration de réfrangibilité?

R. Les lentilles, quand elles sont à une certaine distance de l'œil, donnent des images dont les contours sont irisés, parce que les différentes couleurs simples du spectre sont inégalement réfrangibles ; il résulte de cette dispersion que les lentilles ont 7 foyers distincts, un pour chaque couleur au lieu d'un seul. Le rayon rouge qui est le moins réfrangible va former son foyer le plus loin de la lentille, tandis que le rayon violet qui est très-réfrangible se forme le plus près de la lentille ; de là l'image, au lieu d'être nette, est irisée.

474. D. Comment remédie-t-on à l'aberration de réfrangibilité?

8.

R. Soit en combinant des lentilles de substances inégalement réfrangibles ou bien dont les courbures sont convenablement combinées, c'est ainsi qu'on arrive à l'achromatisme.

475. D. Comment apprécions-nous la distance et la grandeur des objets?

R. D'après l'angle optique, l'angle visuel, la comparaison et la netteté des images.

476. D. Qu'est-ce qui détruit l'aberration de refrangibilité de l'œil et qui produit l'achromatisme?

R. C'est parce que les faisceaux lumineux qui passent par la pupille sont très-minces et que les milieux de l'œil que traversent les rayons sont très-peu réfractés et inégalement réfrangibles, donc l'aberration de réfrangibilité est presque insensible.

477. D. Comment explique-t-on que l'œil perçoive les reliefs?

R. Parce que nos axes optiques sont obliques et se superposent.

478. D. Comment explique-t-on la vision à dif-

férentes distances ou adaptation de l'œil à toutes les distances?

R. Les images tendant à se former d'autant plus en avant de la rétine que l'objet est plus éloigné, néanmoins l'œil voit nettement à des distances variables, mais nous ne pouvons voir simultanément à des distances inégales, d'où la nécessité de fixer attentivement l'objet que nous voulons voir, donc l'œil doit *s'adapter* pour voir successivement à différentes distances. Cette adaptation résulte de la contraction du muscle ciliaire qui allonge le cristallin par les fibres horizontales; en outre le muscle ciliaire se contracte quand on regarde de près; quand on regarde de loin le muscle ciliaire est dans le relâchement.

479. D. Quelle est la distance de la vue distincte?

R. Elle varie suivant les individus, cependant elle est en général d'un pied ou 25 ou 30 centimètres.

480. D. Quelles sont les deux principes sur lesquels est construit l'ophthalmoscope ?

R. 1º Les rayons lumineux, en sortant de l'œil, suivent la même direction qu'en y entrant ; 2º il faut que la rétine soit assez éclairée pour réfléchir la lumière au dehors et y faire son image.

481. D. Comment s'y prend-on pour voir l'intérieur de l'œil avec l'ophthalmoscope ?

R. 1º L'on dilate d'abord la pupille avec l'atropine ; 2º l'on projette sur la rétine la lumière d'une lampe à l'aide d'un miroir métallique concave. Ce miroir peut être percé d'un trou, puis, à l'aide d'une loupe, on regarde l'intérieur de l'œil ainsi éclairé ; d'autres fois on concentre la lumière de la lampe sur le miroir métallique, avec une loupe biconvexe ; puis l'on regarde la rétine avec une loupe pour grossir les parties éclairées de la rétine et de l'humeur vitrée.

482. D. Quels sont les différents ophthalmoscopes ?

R. 1º L'ophthalmoscope homocentrique ou simple réflecteur, à centre optique unique sans appareil de réfraction ; 2º ophthalmoscope sans réflecteur, c'est une

lampe purement et simplement; 3º l'appareil hétéro-centrique ; c'est celui où il y
a plusieurs appareils de concentration
de la lumière; il est composé d'un réflecteur et de lentilles.

483. D. Combien y a-t-il d'espèces de polarisation ?

R. Deux, une par réflexion et l'autre par
réfraction?

484. D. Tous les cristaux ont-ils la propriété de
la double réfraction ?

R. Oui, excepté ceux du système cubique;
dans le cas où il y a double réfraction,
il n'y a qu'un seul rayon incident qui
donne deux rayons réfractés; l'objet dans
ce cas paraît double.

485. D. Quels sont les noms que l'on a donnés aux
deux rayons séparés?

R. L'un, appelé rayon ordinaire, qui obéit
aux lois de la réfraction simple; l'autre,
nommé réfraction extraordinaire, n'y
obéit pas, car il n'est plus dans le plan
du rayon incident, il a un autre indice.
Les cristaux qui ont une double réfrac-

tion sont biréfringents, tels que le sulfate de magnésie, de potasse, de fer, le sucre, etc.

486. **D.** Qu'appelle-t-on plan optique d'un cristal?

R. Tout plan qui passe par l'axe s'appelle section principale du cristal.

487. **D.** Qu'est-ce que la polarisation ?

R. C'est une modification que subit la lumière quand elle a été réfléchie ou réfractée sous un certain angle qu'on appelle angle de polarisation ; l'angle de polarisation du verre est de 35°, c'est-à-dire qu'il faut qu'un rayon lumineux fasse avec le miroir un angle de 35° pour être polarisé par réflexion; dans ce cas la lumière ne peut plus se réfléchir sur un miroir parallèle incliné à 35°. Le plan d'incidence sur cette seconde lame est perpendiculaire au plan d'incidence de la première. Transmis au travers d'un prisme biréfringent, le rayon ne donne qu'une image si la section principale est parallèle.

488. **D.** De quel côté l'albumine dévie-t-elle la lumière polarisée?

R. A gauche.

489. D. De quel côté le sucre de canne dévie-t-
il la lumière polarisée?

R. A droite, mais le sucre de raisin le
dévie à gauche, quoique la composition
des deux sucres soit la même.

490. D. Combien le sucre donne-t-il d'images ?
R. Deux images.

491. D. Quelles sont les lois de la rotation du plan
de polarisation?

R. 1º Plus les couleurs sont réfrangibles,
plus la rotation du plan de polarisation
est considérable; 2º la rotation est proportionnelle à l'épaisseur; 3º que la rotation se fasse de droite à gauche ou de
gauche à droite, il y a toujours même
rotation pour la même épaisseur.

492. D. Quelle est la coloration produite par la
polarisation circulaire?

R. Les deux images donnent du blanc, mais
si l'on tourne le prisme à droite ou à
gauche, les deux images prennent successivement toutes les couleurs du spectre et continuent à être complémentaires.

493. D. Qu'arrive-t-il quand on fait interposer
deux rayons de lumière rouge?

R. Si l'on reçoit les deux rayons sur un
écran, l'on a des franges alternative-
ment rouges et noires, qui résultent de
la rencontre des faisceaux qui se croisent
obliquement; donc la lumière ajoutée à
la lumière produit l'obscurité.

EN VENTE CHEZ DELAHAYE

EXAMENS DE MÉDECINE

Chimie organique. 2 vol...................... 3 »

Chimie minérale. 1 vol..... .... 1 50

Physique. 1 vol........................... 1 50

Histoire naturelle. 1 vol.................. 1 50

Accouchements. 2 vol...................... 3 »

Pathologie et clinique interne et externe.

   2 vol................................. 3 »

Anatomie, physiologie. 2 vol............... 3 »

Imprimerie L. Toinon et Ce, à Saint-Germain.